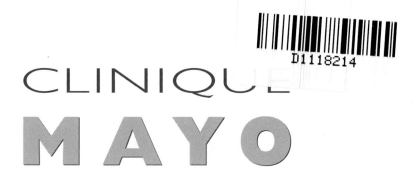

CLINIQUE
MAYO

L'ostéoporose

CLINIQUE
MAYO

L'ostéoporose

Traduction et adaptation de
Normand Lebeau

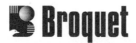

97-B, Montée des Bouleaux
Saint-Constant, Qc, J5A 1A9
Tél. : (450) 638-3338 Téléc. : (450) 638-4338
Internet : www.broquet.qc.ca / Courriel : info@broquet.qc.ca

Catalogage avant publication de Bibliothèque et Archives Canada

Vedette principale au titre :

L'ostéoporose

Traduction de : Mayo Clinic on osteoporosis.
Comprend un index.

ISBN : 978-2-89000-785-7

1. Ostéoporose - Ouvrages de vulgarisation. 2. Ostéoporose - Prévention - Ouvrages de vulgarisation. 3. Ostéoporose - Traitement - Ouvrages de vulgarisation. I. Hodgson, Stephen. II. Mayo Clinic.

RC931.O73M3914 2006   616.7'16   C2006-941320-7

POUR L'AIDE À LA RÉALISATION DE SON PROGRAMME ÉDITORIAL, L'ÉDITEUR REMERCIE :

Le Gouvernement du Canada par l'entremise du Programme d'Aide au Développement de l'Industrie de l'Édition (PADIÉ) ; La Société de Développement des Entreprises Culturelles (SODEC) ; L'Association pour l'Exportation du Livre Canadien (AELC).
Le Gouvernement du Québec - Programme de crédit d'impôt pour l'édition de livres - Gestion SODEC.

Traduction : Normand Lebeau
Révision : Marcel Broquet et Andrée Lavoie
Infographie : Chantal Greer, Émilie Rainville, Sandra Martel

Titre original   Mayo Clinic on Osteoporosis
Publié par Mayo Clinic
Copyright © 2001 Mayo Foundation
for Medical Education and Research
All rights reserved

Pour l'édition en langue française
Copyright © Broquet Inc., Ottawa 2005
Dépôt légal — Bibliothèque nationale du Québec
1er trimestre 2007

ISBN : 978-2-89000-785-7

Imprimé au Canada

L'ostéoporose

L'os est un tissu vivant qui se régénère constamment. Tout au long de la vie, les os usés sont continuellement remplacés par de nouveaux os, ce qui assure un squelette solide et en santé. L'ostéoporose affecte ce remodelage osseux en sapant l'os de sa densité minérale. Chaque année, des milliers de Canadiens et d'Américains, principalement des personnes âgées, subissent inopinément une fracture osseuse en effectuant une activité routinière. Plus souvent qu'autrement, c'est l'ostéoporose qui est responsable de cette fracture.

Cet ouvrage de la série médicale Mayo, *L'ostéoporose* présente une description précise de cette maladie ainsi qu'une information pratique sur les mesures préventives et les traitements qui s'offrent à vous. Il comprend des explications précises sur les tests de dépistage et de diagnostic de la densité osseuse et l'interprétation des résultats. Des chapitres sont consacrés spécifiquement à la nutrition, à l'exercice, aux médicaments, à la bonne posture, au rétablissement consécutif à une fracture et à la sécurité à domicile, qui constituent tous des éléments essentiels d'un plan d'action complet.

Un mot sur la clinique Mayo

L'histoire de la célèbre clinique Mayo a pris naissance dans la modeste clinique du docteur William Worrall Mayo, puis s'est poursuivie grâce à ses deux fils, William J. et Charles H. Mayo, qui travaillèrent en partenariat, au début des années 1900. Incapables de répondre aux nombreuses demandes de leur clinique fort achalandée de Rochester, au Minnesota, les frères Mayo invitèrent d'autres médecins à se joindre à eux, devenant ainsi des pionniers dans la pratique de la médecine de groupe. Aujourd'hui, avec plus de 2 000 médecins et scientifiques dans ses trois principales cliniques situées à Rochester, au Minnesota, à Jacksonville, en Floride et à Scottsdale, en Arizona, la clinique Mayo se consacre à donner des diagnostics complets, des réponses exactes et des traitements efficaces.

Forte de son savoir, de son expérience et de son expertise, la clinique Mayo occupe une position unique comme source d'information sur la santé. Depuis 1983, la clinique Mayo a diffusé une information médicale fiable à des millions de personnes par la publication de bulletins d'information, de livres et de services électroniques récompensés pour leur qualité. Les revenus de ses activités de publication soutiennent la formation et la recherche médicales.

Équipe de rédaction

Éditeur en chef
Stephen Hodgson, M.D.

Directeur de rédaction
Kevin Kaufman

Réviseure
Mary Duerson

Correction d'épreuves
Miranda Attlesey
Donna Hanson

Recherchistes
Anthony Cook
Deirdre Herman
Michelle Hewlett

Collaborateurs
Howard Bell
Lee Engfer
Rachel Haring

Directeur de la création
Daniel Brevick

Directeur artistique
Paul Krause

Illustrations et photos
Brian Fyffe
Kent McDaniel
Michelle Papaconstandinou
Christopher Srnka
Rebecca Varga

Illustrations médicales
Stephen Graepel
Michael King

Auteur de l'index
Larry Harrison

Réviseurs et collaborateurs

Mark Bolander, M.D.
Bart Clarke, M.D.
Darla J. Enright
Lorraine Fitzpatrick, M.D.
Christopher Frye
Daniel Hurley, M.D.
Ann Kearns, M.D.
Kurt Kennel, M.D.

Timothy Maus, M.D.
Joseph Melton, III, M.D.
Thomas Morgahan, M.D.
Jennifer K. Nelson, R.D.
Mehrsheed Sinaki, M.D.
Heinz Wahner, M.D.
Michael Whitaker, M.D.

Préface

Il y a trente ans, l'ostéoporose était perçue comme une conséquence inévitable de la vieillesse. Peu de gens accordaient quelque crédibilité à la prédiction du docteur Larry Riggs à l'effet que
l'ostéoporose deviendrait évitable et même soignable de son vivant.
Toutefois, grâce en partie aux efforts du docteur Riggs, médecin à la
clinique Mayo et véritable pionnier de la recherche sur l'ostéoporose,
sa prédiction s'est largement concrétisée. Actuellement, la perte osseuse due au vieillissement ou occasionnée par d'autres maladies
peut être évitée ou contrôlée de façon efficace. Les générations fu-
tures n'auront pas à subir les mêmes problèmes de fractures, de
douleur et d'incapacité que leurs aînés.

L'ostéoporose préconise une approche préventive privilégiant l'auto
prise en charge pour assurer la gestion thérapeutique de cette maladie en présentant de l'information détaillée et des conseils sur le
régime alimentaire, l'exercice, les médicaments et le contrôle de la
douleur. Il met l'accent sur la diminution des risques de fracture et
de chute et vous informe de l'importance d'adopter une bonne posture et des mouvements à éviter. On y retrouve également de l'information éprouvée sur les plus récentes découvertes en matière de
médication et sur la façon d'évaluer vos options thérapeutiques.

Des médecins de la clinique Mayo spécialisés en ostéoporose ont
révisé chacun des chapitres de ce guide afin de vous communiquer
l'information la plus exacte possible. Ces médecins ont reçu l'aide de
spécialistes en physiothérapie, en nutrition et en contrôle de la douleur, provenant également de la clinique Mayo.

Nous croyons que ce guide vous sera d'une grande utilité pour
contrôler efficacement l'ostéoporose. L'emploi des stratégies décrites
dans ces pages ainsi que le soutien de votre famille, de vos amis et
de votre médecin personnel vous doteront des meilleurs outils possibles afin de contrôler cette maladie et de continuer à mener une vie
active et autonome.

Stephen Hodgson, M.D.
Éditeur en Chef

Table des matières

2e partie : Prévention et traitement de l'ostéoporose

1re partie

Comprendre l'ostéoporose

Chapitre 1

Qu'est-ce que l'ostéoporose ?

L'ostéoporose est une maladie qui cause un affaiblissement des os, les fragilise et les rend vulnérables aux fractures. Le mot ostéoporose signifie « os poreux ». Il s'agit d'une description exacte de ce qui arrive à votre squelette lorsque vous êtes atteint de cette maladie. En raison d'une perte de tissus osseux, des os qui ont été denses et robustes ne sont plus en mesure de résister à la tension résultant d'une activité normale comme se pencher ou encore tourner le torse pour regarder derrière soi.

Jusqu'à récemment, cette maladie qui amincit les os était perçue comme faisant partie du processus normal de vieillissement au même titre que les cheveux gris et les rides. Toutefois, elle n'a rien de naturel, car il n'est pas normal de perdre 10 cm (4 po) en hauteur. Il n'est certainement pas naturel non plus de se briser un os simplement en toussant ou en étreignant quelqu'un, mais c'est exactement ce que vivent les millions de Nords-Américains atteints d'ostéoporose, dont 80 % sont des femmes, ou si vous faites partie des 18 autres millions dont la densité osseuse est suffisamment faible pour en faire de sérieux candidats à l'ostéoporose.

Toutefois, il y a de l'espoir, car si l'ostéoporose est fort répandue, il est possible de la prévenir et de la traiter. Pour y parvenir, les meilleurs atouts consistent à développer un squelette robuste au cours de la jeunesse et à ralentir le taux de perte osseuse au fur et à mesure du vieillissement. Même si vous êtes déjà atteint d'ostéoporose, une alimentation saine et faire suffisamment d'exercice physique ainsi que la prise de médicaments appropriés peuvent ralentir et même dans certains cas inverser la progression de la maladie. Il n'est jamais trop tard pour améliorer la santé de vos os.

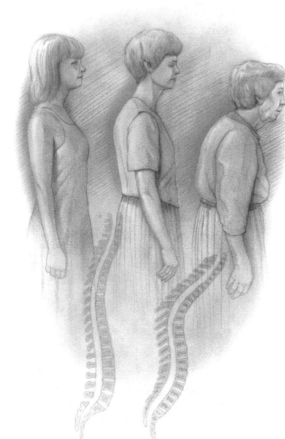

Cette illustration montrant trois générations de la même famille décrit comment l'ostéoporose conduit lentement à des fractures osseuses, à des changements au niveau de la posture et à une réduction graduelle de la taille.

Les conséquences de l'ostéoporose

Chaque année, l'ostéoporose est responsable de plus de 1,5 million de fractures. Ces fractures se produisent généralement au niveau de la colonne vertébrale, des hanches ou des poignets, mais sont également susceptibles d'affecter d'autres os. Une fracture par compression de la colonne vertébrale peut causer un tassement vertébral et se traduire par la perte de quelques centimètres en hauteur et possiblement une posture voûtée. Malheureusement, seul le tiers des gens qui se brisent une hanche sont en mesure de redevenir aussi actifs qu'avant la fracture et près d'un tiers d'entre eux doivent résider en permanence dans des centres de soins infirmiers. De plus, comme si ce n'était pas déjà suffisamment éprouvant, il faut ajouter la douleur chronique et des sentiments d'anxiété à l'ensemble des problèmes occasionnés par l'ostéoporose.

L'ostéoporose à travers les âges

Les momies de l'Ancienne Égypte qui présentent des signes évidents de fractures des hanches laissent supposer que l'ostéoporose est un problème pour l'humanité depuis des millénaires.

Cependant, ce n'est que tout récemment que l'ostéoporose a été identifiée comme étant une maladie, car elle était perçue comme une conséquence inévitable du vieillissement. Les stéréotypes véhiculés par la littérature, l'art et même la télévision ont contribué à renforcer cette croyance. De la vieille femme qui vivait dans une chaussure (une comptine célèbre) à la grand-mère de la série télévisée *The Beverly Hillbillies*, les femmes âgées ont toujours été représentées avec une démarche chancelante et courbée, en plus de présenter ce qu'on appelle communément un dos d'âne (déformation ostéoporotique postménopausique).

Dans les années 1830, un médecin français qui a étudié les effets de la maladie sur le corps humain a observé que les os de certaines personnes étaient criblés de larges fissures, affaiblissant fortement la structure osseuse. Il a été le premier à décrire cette maladie qu'il a nommée ostéoporose. Malheureusement, ce médecin ne l'a pas perçue comme étant une maladie et a poursuivi ses recherches dans d'autres voies.

Dans les années 1940, Fuller Albright, un médecin de l'Hôpital général du Massachusetts a établi un lien entre l'œstrogène hormonal et l'ostéoporose. Il a constaté que plusieurs de ses patients dont les os étaient faibles et qui subissaient des fractures étaient des femmes âgées et postménopausées. Le docteur Albright a cru que la chute importante d'œstrogène qui se produit au cours de la ménopause était responsable de cette perte osseuse anormale. Il a identifié précisément cette maladie comme étant l'ostéoporose postménopausique et a mis au point un traitement connu sous le nom d'hormonothérapie de remplacement (HTR).

Il y a à peine 30 ans, les vieilles croyances sévissaient encore et les médecins recommandaient aux femmes de prendre du calcium et de « se faire à l'idée ».

Depuis ce temps, de nouvelles découvertes ont transformé le point de vue du corps médical.

L'ostéoporose n'est pas un phénomène naturel associé au vieillissement, mais plutôt une maladie complexe liée à presque tous les aspects de la santé. De plus, elle ne concerne pas seulement les femmes âgées, mais affecte de plus en plus les hommes âgés. Le développement des os durant la croissance est aussi important que le ralentissement de la perte osseuse associée au vieillissement.

L'ostéoporose est fréquente chez les femmes postménopausées. Si vous êtes une femme âgée de plus de 50 ans, les risques de vous rompre un os sont de cinquante pour cent d'ici la fin de vos jours.

De façon générale, les risques de vous fracturer une hanche sont environ les mêmes que ceux de subir un cancer du sein, de l'utérus ou de l'ovaire, combinés. Bien que moins d'hommes subissent cette maladie, ces derniers présentent un risque de décès plus élevé au cours de l'année qui suit une fracture de la hanche.

L'ostéoporose est une maladie sournoise, car la détérioration des os est indolore et la fracture d'un os s'avère souvent le premier et le seul signe annonciateur de cette maladie. Habituellement, lorsque vous subissez une fracture, la maladie est déjà bien présente dans certaines parties de votre squelette. Toutefois, le silence est également dû à un manque de connaissances, car les recherches indiquent que beaucoup de gens sont peu informés ou ne connaissent rien de cette maladie.

La banque d'os

Pensez à votre squelette comme à une banque d'os. Tout comme votre santé financière est favorisée par les fonds que vous avez accumulés et sur lesquels vous pouvez compter en cas de besoin, la santé de vos os est favorisée par une réserve de calcium et d'autres minéraux que vous entreposez dans votre squelette. Une bonne santé osseuse dépend du maintien de la solvabilité de votre compte bancaire osseux, approvisionné en grande partie de minéraux et en mesure de combler tous vos besoins corporels.

De nombreuses transactions quotidiennes sont effectuées dans votre compte bancaire osseux. Tout au long de votre vie, de nouveaux os sont constamment formés et déposés. Les os usés sont constamment éliminés et retirés dans un processus par lequel le squelette humain se renouvelle et se maintient.

Pour un adulte, la situation idéale consiste à avoir autant de dépôts que de retraits.

Il est important de connaître plusieurs mots-clés qui se rapportent au concept de la banque des os. La masse osseuse est le volume total de tissus osseux que contient votre squelette, l'actif total de votre compte en tout temps. La densité osseuse fait référence à la solidité du tissu osseux, en d'autres termes de la teneur minérale de vos os. La solidité des os fait référence à leur capacité à supporter la tension et dépend de la densité, de la masse et de la qualité osseuses. Plus votre masse osseuse est importante, plus vos os sont denses, plus votre squelette est puissant et plus votre compte bancaire osseux s'enrichit. Des os résistants font en sorte de réduire les risques d'être atteint d'ostéoporose ou de subir des fractures.

Insuffisance osseuse dans la banque

Généralement, vers l'âge de 30 ans, le compte bancaire osseux commence à s'amenuiser, car les retraits excèdent les dépôts et il y a diminution graduelle de la masse et de la densité osseuses, ce qui est normal. Toutefois, il y a anormalité lorsque les retraits excèdent les dépôts à un niveau suffisamment élevé pour que le squelette devienne faible et fragile. Les scientifiques ne connaissent pas encore toutes les raisons de ce phénomène.

Il est évident que la perte osseuse ne signifie pas que vous perdez réellement des os complets, mais c'est la teneur minérale de vos os qui est appauvrie. L'enveloppe externe d'un os s'amincit et l'intérieur devient plus poreux. Cette action vide le squelette de sa puissance. Sous un microscope, un os atteint d'ostéoporose ressemble à un pont en acier auquel il manquerait plusieurs poutres. Comme pour un pont brisé, votre squelette pourrait ne pas être en mesure de supporter les tensions et les contraintes auxquelles il est exposé de façon quotidienne.

Les risques d'être atteint d'ostéoporose ne sont pas uniquement en fonction de votre niveau actuel de perte osseuse, mais également de la réserve osseuse que vous avez accumulée lorsque vous étiez jeune et en pleine croissance. Conséquemment, l'ostéoporose concerne autant les jeunes que les personnes âgées (aînés).

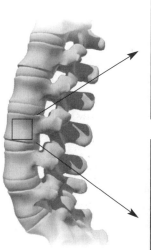

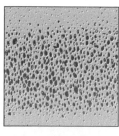

L'os normal est solide et flexible.

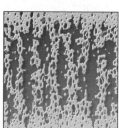

L'os ostéoporotique est plus poreux, plus faible et sujet à une fracture.

L'ostéoporose n'est pas l'arthrose

L'ostéoporose et l'arthrose sont des maladies différentes comportant des symptômes différents. L'ostéoporose affaiblit les os, alors que l'arthrose s'attaque aux articulations, aux endroits où les os sont reliés les uns aux autres. Cette maladie se caractérise par l'altération destructive des cartilages qui constituent des coussins protecteurs pour les os et les empêchent de se frotter les uns contre les autres. Des articulations bruyantes, douloureuses et déformées sont des symptômes courants d'arthrose. Quant à elle, l'ostéoporose passe souvent inaperçue jusqu'à ce qu'un os se brise.

Symptômes

L'ostéoporose est un voleur sournois. La perte osseuse se produit sans douleur sur une période de plusieurs années. Même si la perte osseuse est anormalement élevée, vous ne détecterez probablement aucun symptôme pendant les premiers stades de la maladie.

Soudainement, un jour vous vous brisez un os en effectuant une tâche routinière, par exemple se fracturer une côte en soulevant un paquet ou se briser un poignet suite à une chute. À cette étape, l'ostéoporose peut être déjà assez développée et des parties de votre squelette sont devenues beaucoup plus fragiles.

D'autres symptômes sont susceptibles de se manifester si vous avez subi une fracture par compression de la colonne vertébrale, y compris :

- Mal de dos
- Réduction de la taille avec le temps
- Posture voûtée

Il vaut la peine de répéter une fois de plus qu'aucun de ces symptômes ostéoporotiques ne se manifestera à moins de subir une fracture.

Le fait d'éprouver une douleur dorsale n'est pas nécessairement synonyme d'ostéoporose. Les causes les plus fréquentes de douleurs dorsales sont les claquages et d'autres maladies comme l'arthrite. Toutefois, le mal de dos peut aussi être dû à une fracture de la colonne vertébrale liée à l'ostéoporose et son origine devrait être établie.

Comme l'ostéoporose n'est aucunement dépistable dans ses premiers stades, il est important d'être conscient des facteurs de risques (*voir* chapitre 4). Si vous vous inquiétez, demandez à votre médecin de mesurer votre densité osseuse avant que la maladie affaiblisse votre squelette. Il est temps d'agir avant de vous briser un os.

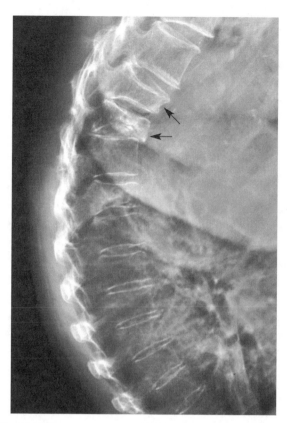

Cette radiographie démontre comment les fractures par compression de la colonne verté-brale (*voir* flèches) causent une courbure anormale de la colonne vertébrale, appelée lordose et une posture voûtée.

Types

L'ostéoporose se développe pour diverses raisons. Afin de choisir le meilleur traitement possible, votre médecin voudra établir si vous souffrez d'une forme primaire ou secondaire de cette maladie. L'ostéoporose primaire résulte d'un processus de maladie spécifique, bien que la cause directe soit inconnue. L'ostéoporose secondaire a une origine connue, comme une autre maladie ou l'emploi de médicaments. Le traitement de cette cause permet souvent de prévenir des fractures potentielles.

Les deux formes les plus courantes d'ostéoporose primaire sont appelées postménopausique et sénile, et maintes fois, l'ostéoporose est la conséquence de ces deux facteurs combinés. Il existe de nombreuses formes d'ostéoporose secondaires, bien que celles-ci soient moins fréquentes que la forme primaire.

L'ostéoporose postménopausique

L'ostéoporose ménopausique se produit durant et après la ménopause, alors que les niveaux d'œstrogène responsables de la formation osseuse déclinent. On l'appelle aussi ostéoporose primaire de type 1.

Chez la plupart des femmes, la ménopause survient vers l'âge de 50 ans. Les niveaux d'œstrogène commencent à diminuer de 2 à 3 ans avant le dernier cycle menstruel. Ce déclin se poursuit jusqu'à 3 à 4 ans après le dernier cycle menstruel. La perte osseuse devient plus rapide parce que l'œstrogène, qui contribue grandement au maintien de la santé des os, n'est plus présente en quantité suffisante. Vous risquez de perdre de 1 à 3 % de votre masse osseuse par année pendant les 5 à 7 premières années qui suivent la ménopause. Vers l'âge de 70 ans, la perte osseuse ralentit, mais ne s'arrête pas. Lorsqu'elles atteignent un âge avancé, beaucoup de femmes ont déjà perdu de 35 à 50 % de leur masse osseuse.

Si vous entrez dans votre ménopause avec une masse osseuse faible ou si vous perdez rapidement de la masse osseuse après la ménopause, vous serez plus susceptible de développer l'ostéoporose. C'est pourquoi la ménopause est une période propice pour adopter des mesures afin de prtéger vos os si vous n'avez pas déjà commencé à faire attention.

L'ostéoporose due à l'âge ou sénile

Tous les individus perdent de la masse osseuse avec l'âge. Il est normal de perdre entre 0,4 % et 1,8 % de votre masse osseuse chaque année jusqu'à l'âge de 80 ans. La formation osseuse ralentit et l'effondrement osseux demeure le même ou augmente. La structure interne de vos os s'affaiblit et l'enveloppe externe s'amincit. Ces développements font partie du processus de vieillissement, mais il n'est pas normal de perdre suffisamment de masse osseuse pour développer l'ostéoporose.

L'ostéoporose due à l'âge est également appelée ostéoporose primaire de type 2 ou sénile. Chez les femmes, elle est généralement accompagnée d'ostéoporose postménopausique. La forme sénile de l'ostéoporose débute habituellement après la forme postménopausique et la perte osseuse se produit plus lentement. Il arrive souvent que vous ne sachiez pas que vous êtes atteint de cette maladie avant l'âge de 75 ans ou plus.

Formes secondaires d'ostéoporose

L'ostéoporose secondaire peut être causée par certaines maladies, consécutives à des interventions chirurgicales ou à la prise de médicaments qui accélèrent la perte osseuse. Les causes secondaires jouent un rôle chez environ 20 à 30 %t des femmes postménopausées souffrant d'ostéoporose

L'ostéoporose n'épargne pas les hommes

Ne nous leurrons pas, les hommes n'échappent pas à l'ostéoporose. Ceux-ci commencent à perdre de la masse osseuse à un rythme régulier d'environ 1 % par année. À l'âge de 65 ans, les pertes de masse osseuse des hommes sont aussi rapides que celles des femmes et à l'âge de 75 ans, un homme sur trois est atteint d'ostéoporose.

À partir de cet âge, la maladie est aussi fréquente chez les hommes que chez les femmes.

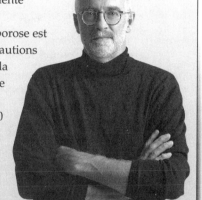

Beaucoup d'hommes croient que l'ostéoporose est une maladie de femmes, ils ignorent les précautions élémentaires qu'ils pourraient prendre pour la prévenir. « Pourquoi craindre l'ostéoporose, je suis un homme, non ? » Ne jouez pas avec le feu, car un homme sur huit âgé de plus de 50 ans subira une fracture liée à l'ostéoporose. Plus de 2 millions de Nords-Américains sont atteints d'ostéoporose et plus de 3 millions sont à risque.

et environ 50 % des femmes qui approchent l'âge de la ménopause (périménopause). Environ 50 % des hommes qui sont atteints d'ostéoporose souffrent d'une forme secondaire.

De façon générale, plus l'ostéoporose est diagnostiquée à un âge relativement jeune, plus il y a de possibilités qu'une cause secondaire soit responsable du problème. De plus, de nombreuses personnes qui ont souffert d'ostéoporose secondaire, sont atteintes ou développeront aussi l'ostéoporose primaire.

Pour obtenir de plus amples détails sur les nombreuses causes de l'ostéoporose secondaire, consultez le chapitre qui traite des risques d'ostéoporose. Le tableau de la page 12 dresse une liste de plusieurs facteurs susceptibles de se traduire par une ostéoporose secondaire. Il ne s'agit pas d'une liste complète, mais elle comprend quelques-unes des causes les plus fréquentes.

Une perspective positive sur la santé des os

L'analogie avec le compte bancaire est pratique pour décrire la façon dont le squelette se maintient et ce qui arrive aux os atteints d'ostéoporose. Toutefois, cette analogie ne devrait pas être poussée trop loin. Une faible densité osseuse ou compte bancaire modeste vous expose à un risque plus élevé d'ostéoporose, mais ceci ne veut pas dire que vous subirez immanquablement une fracture.

Causes secondaires d'ostéoporose chez les adultes

Pour plus d'information, consultez le chapitre 4

Médicaments

- Corticostéroïdes
- Anticonvulsivants
- Pour contrôler l'hyperthyroïdie
- Certains diurétiques
- Certains anticoagulants
- Certains inhibiteurs hormonaux

Maladies

- Troubles endocriniens
  » Insuffisance hormonale sexuelle (hypogonadisme)
  » Production excessive parathormonale hyperparathyroïdisme)
  » Syndrome de Cushing
  » Diabète de type 1
- Troubles de l'estomac, de l'intestin et du foie
  » Maladie de Crohn
  » Maladie cœliaque
  » Cirrhose biliaire primitive
  » Intolérance à la lactose
- Polyarthrite rhumatoïde
- Absence de menstruations (aménorrhée)
- Période de repos alité prolongée suite à une maladie

Interventions chirurgicales

- Transplantation d'organes
- Intervention chirurgicale gastrique et de l'intestin grêle

Une masse et une densité osseuses faibles sont de bons indicateurs d'ostéoporose. Cependant, tout comme votre santé financière ne doit pas être évaluée uniquement en fonction de vos épargnes bancaires, la santé de vos os ne doit pas être évaluée uniquement en se basant sur des chiffres résultant d'un test de densité osseuse.

Votre médecin devra également tenir compte de votre structure osseuse, de votre âge, de votre sexe et de votre style de vie pour déterminer vos risques d'ostéoporose. Cependant, même les personnes qui présentent des risques élevés ne sont pas assurées de développer la maladie.

Chapitre 2

Le cycle de vie des os

Dans l'imagination populaire, les os sont vus comme étant solides et inflexibles, voire sans vie. Toutefois, loin d'être une charpente inerte qui supporte le corps, votre squelette possède une vie active qui lui est propre. Les os sont des tissus vivants qui se régénèrent constamment.

Le tissu osseux est continuellement remplacé par du nouveau tissu osseux. C'est ce qu'on appelle le cycle de remodelage osseux. À tout moment, des millions de projets d'élimination et de formation osseuse ont cours à l'intérieur de votre squelette. Ce processus dure tout au long de votre vie, mais l'équilibre entre la masse osseuse éliminée et celle qui est formée varie.

Chaque étape de votre vie influence les développements de votre santé osseuse, à partir de la croissance du fœtus dans l'abdomen, puis durant l'enfance et l'adolescence. Pendant les premières années de l'âge adulte, les os croissent à leur potentiel maximal en termes de dimension et de densité. Toutefois, en vieillissant, le processus se transforme et le corps commence à perdre du tissu osseux plus rapidement qu'il n'en forme.

Cette connaissance du cycle de remodelage osseux peut vous aider à comprendre quelques-uns des changements qui s'opèrent au niveau de la santé et de la structure de vos os au fur et à mesure que vous vieillissez. Ces transformations varient d'une personne à l'autre en raison des nombreux facteurs qui entrent en ligne de compte. Vous pouvez entreprendre des actions positives qui vous aideront à réduire les effets de ces transformations à tout âge, mais plus vous commencerez jeune, mieux ce sera.

Le fonctionnement des os

La structure de base de l'os est un réseau fibreux constitué principalement de collagène protéique. Des dépôts de minéraux comme le calcium et le phosphore, ainsi que des quantités plus modestes de sodium, de magné-sium et de potassium, sont incrustés à l'intérieur de cette ossature. Ces minéraux se combinent à l'eau pour former une substance dure semblable à du ciment qui rend l'os ferme et résistant.

L'os est formé de trois types de tissus : l'os cortical, l'os trabéculaire et la mœlle osseuse. L'os cortical (compact) est une enveloppe externe dense. Ses composantes de base sont des unités en forme de bâtonnets très serrés appelées ostéons qui ressemblent un peu à de longs oignons verts entassés. Ces ostéons sont formés de couches de tissu concentriques comme les cou-ches d'un oignon. Dans chacune des couches, les fibres de collagène sont disposées différemment, ajoutant une résistance additionnelle.

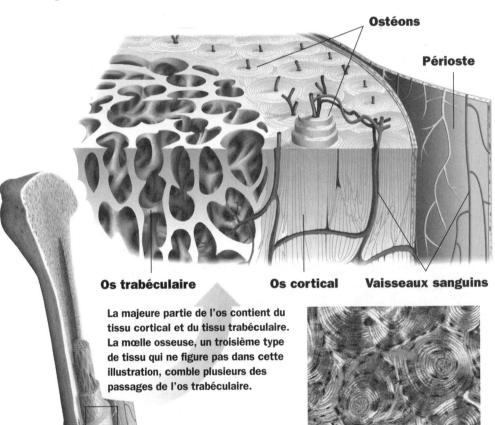

Ostéons

Périoste

Os trabéculaire   **Os cortical**   **Vaisseaux sanguins**

La majeure partie de l'os contient du tissu cortical et du tissu trabéculaire. La mœlle osseuse, un troisième type de tissu qui ne figure pas dans cette illustration, comble plusieurs des passages de l'os trabéculaire.

Les ostéons sont les composantes structurelles de l'os cortical.

L'os cortical entoure un type de tissu dit spongieux ou trabéculaire. Dans ce type de tissu, des millions de fibres minuscules nommées trabécules s'entre-croisent pour former une structure complexe en treillis. Ces trabécules sont disposées le long des lignes où s'exerce la pression la plus forte sur certains os.

Cette combinaison de tissu cortical dense avec un noyau souple de tissu trabéculaire est ce qui rend les os à la fois solides et légers. Le squelette est une structure robuste, mais jusqu'à un certain point flexible qui supporte le corps, protège le cerveau ainsi que d'autres organes vitaux et permet de marcher, de courir, de sauter, de danser et de bouger de mille et une façons. La plupart des os renferment du tissu cortical et du tissu trabéculaire, mais la proportion de chacun varie d'un os à l'autre. Les os longs des bras, des jambes et des côtes sont principalement formés d'os corticaux, alors que les os de formes irrégulières tels le bassin ou les vertèbres de la colonne vertébrale sont surtout formés d'os trabéculaires.

Les principaux facteurs de développement des os

Tout comme les vitamines, les minéraux sont des substances dont votre corps a besoin d'une certaine quantité pour assurer une croissance et un fonctionnement normaux de l'organisme. Vu que votre corps n'est pas en mesure de fabriquer la plupart de minéraux et des vitamines, vous devez les puiser dans la nourriture que vous consommez ou, dans certains cas, prendre des suppléments.

Les minéraux remplissent plusieurs fonctions importantes dans l'organisme, y compris le développement et le maintien des os. Les os servent aussi d'entre-pôt ou de banque pour certains minéraux, y compris le calcium, le phosphore et le magnésium. Lorsque ces minéraux sont absents de votre régime alimentaire, ils sont extraits de vos réserves osseuses. Des retraits importants de votre ban-que d'os risquent d'empêcher votre squelette de fonctionner de façon normale.

Le calcium est le minéral le plus important pour la santé des os. Quatre-vingt-dix-neuf pour cent de la totalité du calcium contenu dans votre corps est entreposée dans le squelette. En plus de renforcer les os et les dents, le calcium est essentiel au bon fonctionnement et à la coagulation normale de votre cœur, de vos muscles et de vos nerfs.

Le phosphate, le magnésium ainsi qu'une infime quantité d'autres minéraux contribuent au maintien des os. La majorité des gens qui ont un régime alimen-taire équilibré ou qui prennent une multivitamine standard absorbent des quan-tités suffisantes de ces minéraux.

Le troisième type de tissu, soit la mœlle osseuse, est une substance douce qui remplit les cavités et les passages à l'intérieur des os. La mœlle osseuse produit les essentiels globules rouges porteurs d'oxygène et les globules blancs qui combattent les microbes. Dans les os longs comme le fémur, qui est logé dans la partie supérieure de la jambe, la mœlle osseuse comble un canal qui traverse la tige centrale.

Une mince membrane fibro-élastique appelée périoste entoure la surface extérieure de l'os. Cette membrane renferme les nerfs qui signalent la douleur et les vaisseaux sanguins qui fournissent les nutriments.

Remodelage osseux

Votre squelette est un projet de rénovation domiciliaire permanent. Tout au long de votre existence, le tissu osseux est continuellement éliminé et remplacé par un nouveau tissu osseux dans un processus nommé remodelage osseux (rotation osseuse). Bien que ce processus soit imperceptible pour les sens, des millions de sections minuscules se reconstruisent simultanément à la surface de vos os.

Le remodelage osseux se produit pour plusieurs raisons importantes, l'une d'entre elles consistant simplement à réparer les dommages causés par l'usure du temps sur les os. Il assure également qu'une quantité suffisante de calcium et d'autres minéraux circulent dans le circuit sanguin pour assurer l'exécution des nombreuses fonctions corporelles qui dépendent de ces minéraux. Pour terminer, le remodelage est une réaction à l'activité physique. Le squelette s'adapte à des charges plus lourdes et à des pressions plus fortes en formant de nouveaux os.

La régénération squelettique s'opère en deux étapes de base. La première étape est la résorption osseuse et la seconde est la formation osseuse. Chacune des étapes est engendrée par un groupe de cellules osseuses spécialisées, régulé par des hormones et d'autres substances organiques.

Durant la résorption, des cellules appelées ostéoclastes s'activent à différents endroits à la surface des os. Ces cellules se fixent d'elles-mêmes aux os et munies d'enzymes spéciales commencent à briser la surface. Pendant que les ostéoclastes digèrent la matrice osseuse, les protéines et les minéraux sont libérés et relâchés dans le circuit sanguin, parfois pour être utilisés dans d'autres parties du corps. L'activité des ostéoclastes forme des cavités microscopiques à la surface.

La résorption osseuse est suivie de la formation osseuse, produite par d'autres cellules spécialisées appelées ostéoblastes. Ces ostéoblastes se déplacent vers des régions où il y a des cavités et commencent à les remplir de collagène. Ce réseau protéique se durcit, alors que les minéraux compris dans le circuit sanguin sont redéposés dans le collagène. Ce cycle prend fin lorsque le collagène est entièrement minéralisé et l'os qui a été retiré est maintenant remplacé.

Un cycle de remodelage osseux complet à un seul endroit, soit l'excavation d'une cavité et le remplacement de collagène et de minéraux dans cette cavité, prend de 3 à 6 mois chez les enfants et les adolescents et de 6 à 12 mois chez les adultes. Chez les aînés, ce processus peut prendre jusqu'à 18 mois.

Comme dans la plupart des projets de rénovation, la démolition s'accomplit plus rapidement que la reconstruction. Ainsi, de façon générale, pour maintenir le squelette en tout temps, le nombre de sections brisées est inférieur à celles qui sont reconstruites. Chez les gens dans la trentaine, environ 1 % du squelette est en résorption pendant que 4 % est en formation. À ce rythme, le squelette se régénère complètement tous les 10 ans.

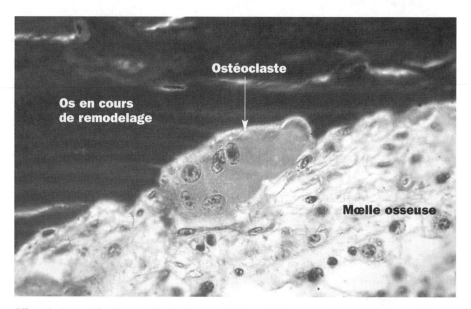

Microphotographie d'une ostéoclaste, une lignée cellulaire osseuse spécialisée qui brise la surface de l'os durant la résorption.

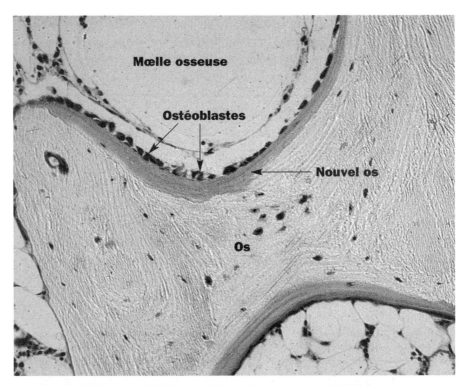

Microphotographie de formation osseuse montrant à l'œuvre des lignées cellulaires osseuses appelées ostéoblastes.

Un processus soigneusement réglé

Les activités des ostéoclastes et des ostéoblastes dans le cycle de remodelage osseux sont contrôlées par des hormones et d'autres substances qui permettent aux cellules osseuses de communiquer les unes avec les autres. Les hormones exercent également une influence sur la quantité de calcium qui est extraite de vos aliments et sur la quantité éliminée par votre organisme.

Le mot hormone signifie « exciter ». Les hormones sont des messagers chimiques qui ciblent des régions spécifiques du corps pour aider à régulariser plusieurs processus et fonctions physiologiques. Les hormones font partie du système endocrinien, qui est formé de glandes spécialisées. Ces glandes produisent et sécrètent des hormones dans le circuit sanguin en fonction des besoins. Vu que le système endocrinien joue un rôle dans le remodelage osseux, les endocrinologues font partie des spécialistes qui traitent l'ostéoporose.

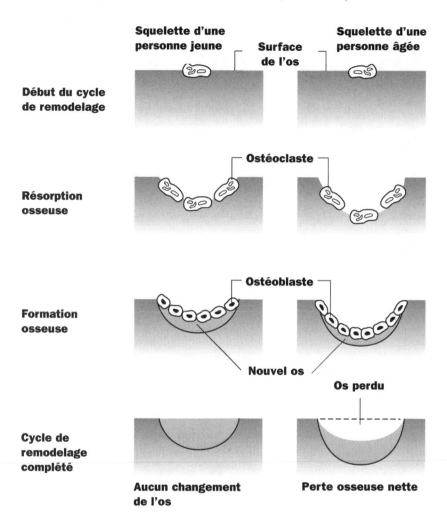

La parathormone (PTH) est la principale hormone impliquée dans le remodelage osseux. Celle-ci est produite par quatre petites glandes situées à la base du cou. Lorsqu'il y a diminution de calcium dans le circuit sanguin, les glandes parathyroïdes sécrètent de la parathormone. Cette hormone stimule les ostéoclastes qui brisent l'os et libèrent plus de calcium. Dans des conditions particulières, la parathormone stimule également la formation osseuse.

En plus de la parathormone, d'autres substances aident à réguler le remodelage osseux. Parmi celles-ci, on retrouve la calcitonine, une hormone produite par la glande thyroïde et des hormones sexuelles comme l'œstrogène et la testostérone. La parathormone active la vitamine D, qui est essentielle pour augmenter la quantité de calcium absorbée dans le tractus gastro-intestinal et maintenir l'équilibre calcique du circuit sanguin.

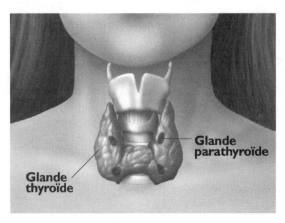

Quatre glandes parathyroïdes (représentées par des zones ombragées) sont situées en arrière de la glande thyroïde. Celles-ci produisent des hormones qui jouent un rôle essentiel dans la santé de vos os.

Glande parathyroïde

Glande thyroïde

La solidité des os se maintient lorsque la quantité d'os retirée par résorption est entièrement remplacée durant l'étape de formation. De nombreux facteurs entrent en ligne de compte dans cette équation, notamment l'âge, les hormones, le régime alimentaire et l'exercice. Ces équations varient grandement d'une personne à l'autre et d'une étape à une autre de la vie. Tout au long de l'enfance, de l'adolescence et du début de l'âge adulte qui représentent les principales années de croissance physique, la masse osseuse augmente. La formation osseuse est supérieure à son élimination, ce qui engendre un équilibre positif dans la banque d'os. Les changements qui s'opèrent dans l'organisme, souvent déclenchés par le vieillissement, transforment le cycle de remodelage et le font passer d'un cycle de formation excédentaire ou équilibré à un cycle de perte osseuse.

Masse osseuse maximale

Lorsque vous êtes jeune, votre squelette continue de croître pour progresser au même rythme que les autres développements qui se produisent à l'enfance, à l'adolescence et au début de la vie adulte. Conséquemment, vos os deviennent plus gros, plus denses et plus solides et votre masse osseuse augmente. Après la période de croissance de pointe qu'est l'adolescence, les jeunes gens ont généralement atteint jusqu'à 60 % de leur masse osseuse totale. À l'âge de 18 ans, la croissance squelettique est presque complète.

La masse osseuse continue d'augmenter légèrement dans la vingtaine et le squelette atteint généralement sa masse maximale dans la trentaine. C'est ce qu'on appelle la masse osseuse maximale, soit la quantité de masse osseuse la plus élevée qu'il soit possible d'atteindre dans le cadre d'une croissance normale. À cette étape de la vie, les os sont développés à une taille et à une qualité maximales.

La masse osseuse maximale varie d'une personne à une autre et subit l'influence de nombreux facteurs :

- **L'hérédité.** Des études révèlent que les facteurs génétiques sont responsables d'environ 75 % des variations dans la masse osseuse maximale au sein d'un groupe d'individus.
- **Le sexe.** La masse osseuse maximale des hommes est généralement plus élevée que celle des femmes.
- **La race.** Les gens de race blanche et les peuples asiatiques présentent habituellement une densité osseuse plus faible que les gens de couleur, les Latino-américains et les Amérindiens.

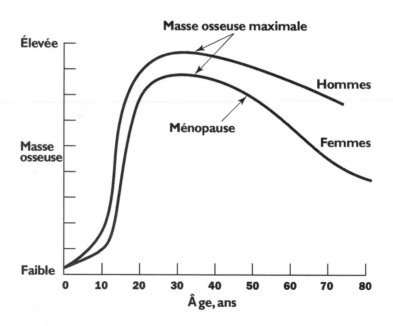

Densité osseuse au fil de l'existence

La densité osseuse, qui varie selon le sexe et la race, atteint son apogée vers le milieu de la trentaine, puis diminue lentement avec l'âge. De façon générale, plus votre masse maximale est élevée, moins vous risquerez de subir des fractures dues à l'ostéoporose à un âge plus avancé.

- **Le régime alimentaire.** Les personnes dont le régime alimentaire compte suffisamment de calcium et de vitamine D atteignent généralement une masse osseuse maximale supérieure à celles qui ont des carences en calcium et en vitamine D.
- **L'activité physique.** L'exercice et l'activité physique ont des effets positifs sur le squelette en favorisant des os plus solides et plus denses.
- **La production hormonale.** L'œstrogène, la testostérone et d'autres hormones contribuent à la formation des os et au maintien du squelette.
- **Les maladies.** Certains troubles chroniques et maladies graves sont susceptibles de réduire la masse osseuse.
- **Le style de vie.** Le tabagisme et les excès d'alcool peuvent exercer une incidence négative sur la densité osseuse.

Plus la masse osseuse maximale d'un individu est élevée dans la trentaine, plus elle sera protégée contre l'ostéoporose et moins la personne risquera de subir des fractures à un âge plus avancé. C'est la raison pour laquelle il faut plus de temps au vieillissement ou à la maladie pour affaiblir des os solides au point de se fracturer facilement. Donc, si vous êtes jeune, l'adoption de bonnes habitudes de vie et de comportements sains pour développer la masse osseuse constituent une protection de choix contre l'ostéoporose. Toutefois, si vous avez dépassé l'âge où la masse osseuse est à son apogée, ne vous découragez pas, car plusieurs de ces mêmes habitudes et comportements sont également efficaces pour prévenir et ralentir la progression de perte osseuse.

Le vieillissement et les os

Le remodelage osseux se poursuit après avoir atteint la masse osseuse maximale, quelque part dans la trentaine, mais l'équilibre entre la formation et la résorption change. Lorsque vous êtes jeune, la formation dépasse généralement la résorption osseuse, de façon à combler les besoins de votre corps qui est en pleine croissance. En vieillissant, le niveau d'effondrement osseux commence à prendre le dessus sur la formation osseuse et le nombre de sites de résorption augmente. Chaque année, pendant cette transition, les pertes osseuses dépassent légèrement les gains et vous subirez de 3 à 5 % de perte osseuse au cours d'une décennie. Cette perte osseuse est universelle et touche autant les hommes que les femmes. Elle affecte d'abord principalement l'os trabéculaire, qui est moins dense que l'os cortical.

Êtes-vous en train de rétrécir ?

Vous avez probablement atteint votre taille finale d'adulte vers l'âge de 18 ans et présumé que vous conserverez cette taille pour toujours. Toutefois, dès que vous parvenez à un âge moyen, il est possible que vous vous rendiez compte que votre taille s'amenuise. Comment est-ce possible ?

Quotidiennement, et cela peu importe votre âge, les disques qui protègent et séparent les vertèbres de votre colonne vertébrale sont comprimées durant les heures pendant lesquelles vous êtes éveillé. La nuit, pendant que vous vous reposez, ces disques ont l'occasion de se réhydrater et de s'étendre. Il est possible que votre taille du matin soit légèrement supérieure à celle du soir.

Toutefois, au fil du temps, ces disques vertébraux rétrécissent naturellement et se traduisent, avec le vieillissement, par une légère réduction de la taille. Normalement, il s'agit d'une réduction légère qui se limite à 2,5 cm (1 pouce) ou moins. L'ostéoporose peut provoquer la compression ou même l'affaissement des vertèbres de la colonne vertébrale, ce qui se traduit par une réduction de la taille supérieure à la normale.

Si vous croyez que vous êtes en train de « rétrécir », parlez-en à votre médecin. Il vous fera sans doute passer un test de dépistage d'ostéoporose.

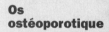

Os ostéoporotique

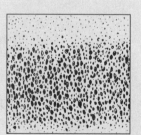

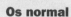

Os normal

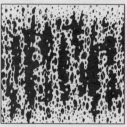

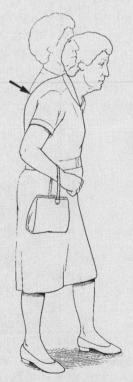

À long terme, l'ostéoporose présente des risques de fractures par compression susceptibles de résulter en une posture voûtée et l'apparition d'une bosse dans la partie supérieure du dos.

Les raisons de cette transformation du cycle osseux sont complexes et ne sont pas toutes connues. Avec l'âge, les ostéoblastes, qui sont les cellules responsables de la formation du tissu osseux, deviennent moins actifs et le nouvel os se forme plus lentement. Les changements au niveau de la capacité de l'organisme à absorber le calcium, un niveau d'activité réduit et des niveaux inférieurs de certaines hormones jouent également un rôle. Ces changements font en sorte que votre densité osseuse diminue et que votre squelette devient plus poreux et vulnérable aux fractures.

Au fur et à mesure que les gens vieillissent, leurs intestins absorbent graduellement moins de vitamine D et de calcium des aliments qu'ils ont consommé. Ainsi, une quantité moindre de minéral parvient au circuit sanguin. Les reins semblent perdre un peu de leur capacité à retenir le calcium, ce qui se traduit par une plus grande perte de calcium par les voies urinaires. En vieillissant, beaucoup de gens consomment moins de produits contenant du calcium comme les produits laitiers, en raison de leur intolérance au sucre (lactose) contenu dans le lait ou parce que ces produits leur donnent la constipation.

La production de vitamine D peut également diminuer avec l'âge. La lumière solaire constitue la principale source de vitamine D et plusieurs adultes passent moins de temps au soleil rendus à un certain âge. Avec le temps, la peau devient moins apte à synthétiser la vitamine D des rayons solaires. Les aînés sont susceptibles de consommer moins de produits laitiers, ce qui diminue l'apport de calcium quotidien de leur régime alimentaire. Lorsque la vitamine D est présente en moindre quantité pour aider à absorber le calcium, celui-ci, lorsqu'il est ingéré, ne se rend pas nécessairement dans le circuit sanguin.

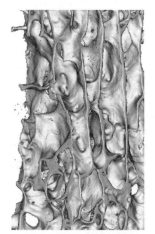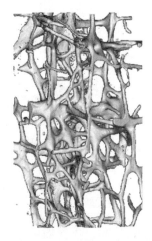

Images tridimensionnelles de l'os trabéculaire d'une vertèbre qui compare un os sain (à gauche) avec un os affaibli par l'ostéoporose (à droite).

Ménopause

La ménopause, qui débute normalement vers l'âge de 50 ans, se produit lorsque les ovaires commencent à produire moins d'œstrogène. Les menstruations se font irrégulières, puis cessent complètement. Cette transition s'opère parfois en moins d'un an ou s'étend sur un cycle de plus de deux ans. Les niveaux décroissants d'œstrogène et d'autres hormones de reproduction sont responsables de plusieurs changements physiques et émotifs que vivent les femmes pendant cette période.

L'œstrogène joue de nombreux rôles dans l'organisme. Il annonce la maturité des organes reproducteurs et stimule la libido féminine. L'œstrogène agit également en tant que protecteur sur l'os, favorise une plus grande densité et aide à régulariser le remodelage osseux. Lorsque les ovaires produisent moins d'œstrogène, les os perdent l'effet protecteur des hormones et il s'ensuit une augmentation du niveau de perte osseuse. Vu que cette perte osseuse est irréversible, les femmes postménopausées présentent un risque élevé d'ostéoporose.

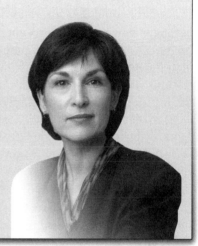

La perte osseuse qui survient naturellement avec l'âge, tant chez l'homme que chez la femme, est un processus lent. Cependant, chez les femmes, la perte osseuse s'accélère de façon marquée après la ménopause, principalement en raison de la diminution des niveaux d'œstrogène. Les femmes peuvent perdre jusqu'à 20 % de leur masse osseuse au cours des 5 à 7 ans qui suivent la ménopause.

En plus de la testostérone, les hommes produisent de petites quantités d'œstrogène. Bien qu'ils ne subissent pas autant de pertes osseuses à l'âge moyen que les femmes, les niveaux d'œstrogène moins élevés nuisent également à la densité osseuse des hommes.

Chez les femmes, vers l'âge de 70 ou 75 ans, la perte osseuse ralentit, mais ne cesse pas complètement. En vieillissant, elles risquent de perdre de 35 à 50 % de leur masse osseuse, alors que chez les hommes, les pertes peuvent atteindre de 20 à 30 %.

Vu leur masse osseuse inférieure et l'accélération de la perte osseuse après la ménopause, les femmes sont plus susceptibles de développer l'ostéoporose et de subir des fractures que les hommes. De façon générale, les hommes possèdent de plus gros squelettes et plus de masse osseuse que les femmes. En conséquence, la perte osseuse relative à l'âge est moins importante.

Optimisation de la masse osseuse maximale

Le cycle de remodelage osseux est largement déterminé par les gênes et une certaine quantité de perte osseuse est prévisible avec l'âge. La quantité de calcium et d'autres minéraux qui ont été déposés dans votre banque d'os durant les années où s'est opérée votre formation osseuse maximale est très importante. Une masse osseuse maximale élevée est en mesure d'annihiler ou d'amortir l'impact de la perte osseuse rendu à un âge avancé et d'amenuiser les risques de fracture tout au long de votre vie. Plusieurs actions positives s'offrent à vous pour influencer votre cycle osseux :

- Adoptez un régime alimentaire équilibré comprenant la quantité adéquate de calories, de vitamines et de minéraux, surtout le calcium et la vitamine D.
- Faites de l'exercice régulièrement, car l'activité physique contribue à développer une masse osseuse supérieure.
- Évitez de fumer et de faire un usage excessif d'alcool.
- Les adolescentes qui commencent leurs règles devraient éviter de suivre des régimes sévères et d'adopter d'autres comportements susceptibles de nuire à la régularité de leurs périodes menstruelles.

Même si vous avez dépassé l'âge auquel la masse osseuse est à son apogée, ces actions contribueront tout de même à maintenir vos os solides et en santé. Pour plus d'information, consultez le chapitre 7.

Chapitre 3

Fractures et chutes

Une fracture se produit lorsqu'un os n'est pas en mesure de résister à la force physique exercée sur lui. Elle résulte souvent d'une chute, d'un coup violent ou d'un autre choc traumatique. Beaucoup de gens subissent une ou plusieurs fractures au cours de leur existence.

Lorsque vous étiez enfant, la fracture d'un os vous a sûrement causé des douleurs, mais vous avez dû porter un plâtre qui vous a semblé amusant, d'autant plus que tous vos camarades y ont signé leurs noms et possiblement dessiné des visages. Cet incident vous aura peut-être permis d'avoir une anecdote à raconter plus tard sur la fois où vous êtes tombé d'un arbre et vous vous êtes brisé un bras. Toutefois, pour les aînés, la fracture d'un os est un événement grave qui se traduit par des complications susceptibles de réduire grandement leur autonomie ou même de leur être fatale. C'est pourquoi la prévention des fractures chez les aînés présente un intérêt marqué pour les médecins et d'autres professionnels de la santé.

La fracture osseuse est le plus évident et souvent le seul symptôme de l'ostéoporose. Chaque année, cette maladie cause 1,5 million de fractures aux États-Unis, y compris environ 700 000 fractures de la colonne vertébrale et 300 000 fractures de la hanche. La perte de densité osseuse est indolore et impossible à déceler dans ses premières phases. Lorsque la densité osseuse atteint un niveau où l'ostéoporose se développe, les os sont affaiblis et moins susceptibles de résister aux pressions et aux efforts des activités quotidiennes. La fracture est souvent la conséquence d'une activité que vous jugeriez normalement routinière, par exemple soulever un sac d'épicerie.

Types courants de fractures ostéporotiques

Tel que décrit au chapitre 2, et surtout si vos os sont affectés par l'ostéo-porose, l'équilibre du cycle de remodelage osseux entre les étapes de ré-sorption et de formation des os subit une transformation en vieillissant. Avec l'âge, la résorption commence à se manifester à un rythme plus rapide que la formation, avec pour résultat que la densité osseuse diminue et que les espaces à l'intérieur de la structure osseuse prennent du volume. Cela contribue à une perte de masse osseuse du squelette et des os beaucoup plus légers et faibles se brisent plus facilement.

Bien que des fractures puissent se produire dans n'importe quel os de votre corps, les fractures les plus fréquentes dues à l'ostéoporose sont celles des vertèbres et de la hanche ; des os qui assurent directement le soutien de la masse corporelle. Les fractures du poignet sont également courantes. Il survient aussi, mais moins fréquemment, des fractures du bassin ainsi que des os longs comme le fémur et l'humérus.

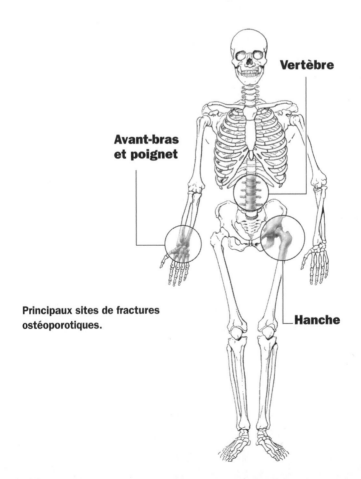

Vertèbre

Avant-bras et poignet

Hanche

Principaux sites de fractures ostéoporotiques.

Des fractures de la colonne vertébrale peuvent se produire sans qu'il y ait de chute ou de blessure, car les vertèbres sont affaiblies par l'usure quotidienne, ce qui conduit à des fractures par compression. Les fractures de la hanche et du poignet sont généralement la conséquence d'une chute. Les fractures de la hanche représentent la conséquence la plus grave de l'ostéoporose. Avec une réhabilitation appropriée, la plupart des gens récupèrent bien d'un traitement chirurgical pour une fracture de la hanche. Toutefois, certains cas, en raison d'une maladie grave cœxistante, conduisent à l'invalidité ou au décès.

Fractures de la colonne vertébrale

Les vertèbres soutiennent le corps, permettent de se tenir droit et protègent les nerfs de la mœlle épinière. Les fractures par compression résultant de l'ostéoporose se produisent lorsque les vertèbres subissent une perte de densité osseuse au point de s'effondrer.

La partie frontale du corps vertébral s'effondre littéralement. Ces types de fractures se produisent généralement dans les régions médiane (thoracique) et inférieure (lombaire) de la colonne vertébrale. La majorité des fractures par compression se produisent à la suite d'une activité routinière comme se pencher, tousser, éternuer ou soulever un petit colis. Si la densité osseuse de votre vertèbre est faible, un seul de ces gestes suffira à provoquer une fracture. Une fracture vertébrale sur quatre seulement est due à une chute.

Bien qu'elles s'avèrent parfois douloureuses, les fractures par compression passent souvent inaperçues. La douleur peut commencer de façon prononcée et persistante ou se manifester subitement, alors que vous éprouverez probablement une certaine sensibilité ou un endolorissement dans la région de la vertèbre endommagée. Moins de 10 % des gens qui subissent ce genre de fracture ont besoin d'aller à l'hôpital. Parmi les symptômes des fractures par compression, on retrouve la réduction de taille et une lordose ou courbure vers l'avant de la colonne vertébrale. Une maladie connue sous le nom de cyphose et se caractérisant par une courbure exagérée de la colonne vertébrale peut donner à votre dos l'apparence d'une bosse.

Si vous vous plaignez d'un mal de dos soudain pendant un examen physique, votre médecin pourrait suspecter une fracture par compression, mais un rayon X de la colonne vertébrale est plus en mesure de révéler la présence d'une vertèbre comprimée, qui paraîtra plus mince aux côtés d'une vertèbre normale.

Lorsqu'une fracture vertébrale ne cause pas de douleur, il n'est généralement pas nécessaire de traiter cette fracture. Toutefois, l'ostéoporose

La flexible de votre colonne vertébrale

Votre colonne vertébrale est formée de 24 os entrecroisés appelés vertèbres, lesquels sont empilés les uns sur les autres. Chacune des vertèbres consiste en un corps vertébral en forme de tonneau et de saillies osseuses appelées processus (ou apophyses) qui forment l'arc neural qui protège la moelle épinière. Les vertèbres sont séparées par des disques cartilagineux souples qui agissent comme amortisseurs et s'aplatissent sous la pression afin d'absorber les chocs du quotidien. Les vertèbres sont disposées en angles et forment quatre légères courbes qui rehaussent la flexibilité et l'équilibre corporels.

Disposées de haut en bas de la colonne vertébrale, les vertèbres s'élargissent et s'épaississent. Les sept vertèbres cervicales, situées au sommet. sont petites et délicates et soutiennent la tête. Les 12 vertèbres thoraciques soutiennent les bras et le tronc et les cinq vertèbres lombaires, qui sont plus grosses et plus fortes, soutiennent le poids de presque tout le corps et procurent un centre de gravité stable.

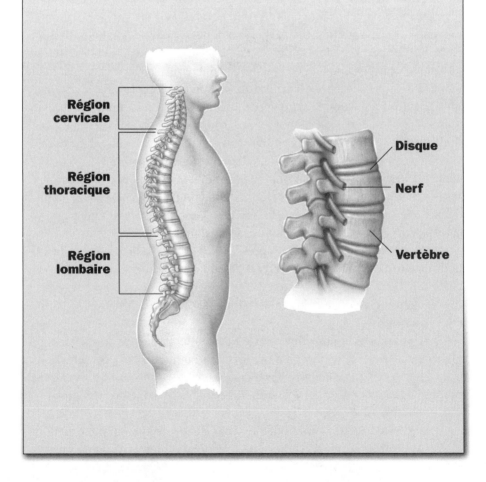

Région cervicale

Région thoracique

Région lombaire

Disque

Nerf

Vertèbre

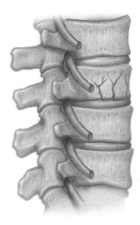

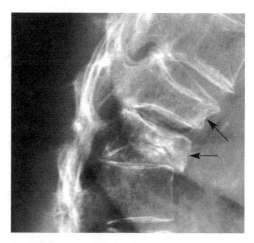

L'ostéoporose peut causer la fracture et la compression d'une vertèbre en raison de la faiblesse de la structure osseuse.

La radiographie d'une vertèbre affaissée (*voir* flèches) démontre comment la colonne vertébrale peut développer une courbure anormale.

responsable de cette fracture doit être traitée afin de prévenir d'autres fractures. Dans des cas plus graves, l'intervention chirurgicale peut s'avérer une option pour atténuer la douleur ou réduire les conséquences d'une courbure prononcée de la colonne vertébrale.

Fractures de la hanche

La fracture de la hanche est le résultat le plus grave de l'ostéoporose. Plus souvent qu'autrement, elle résulte d'une chute, surtout sur le côté ou par en arrière. Chaque année, plus de 320 000 Américains etprès de 30 000 Canadiens sont hospitalisés en raison d'une fracture de la hanche. La communauté médicale prévoit que le nombre de fractures grossira au fur et à mesure du vieillissement de la population.

Vu que les femmes âgées perdent de la densité osseuse à un rythme plus rapide que les hommes âgés, leurs risques de subir une fracture de la hanche sont de deux à trois fois plus élevés. Cependant, il est à noter qu'un pourcentage plus élevé d'hommes qui subissent une fracture de la hanche décèdent au cours de l'année qui suit cette fracture, principalement en raison de maladies cœxistantes et de complications consécutives à la fracture. En fait, presque le quart de tous les gens âgés de 50 ans et plus qui subissent une fracture de la hanche, décèdent au cours de l'année qui suit l'incident.

Quatre-vingt-dix pourcent de toutes les fractures de la hanche se produisent à l'une ou l'autre de deux régions situées le long du fémur, cet os long qui s'étend du bassin jusqu'au genou :

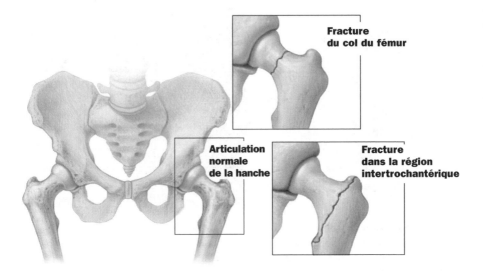

La plupart des fractures de la hanche se produisent à deux endroits : le col du fémur et la région intertrochantérique.

- Le col fémoral, une mince section du fémur supérieur située juste sous son extrémité arrondie qui s'adapte à l'articulation orbiculaire de la hanche.
- La région intertrochantérique, soit la partie du fémur supérieur située immédiatement sous le col fémoral.

Il arrive souvent que les médecins soient en mesure de déceler une fracture de la hanche à partir des symptômes et en observant la position anormale de la hanche et de la jambe. Un rayon X permet de confirmer la fracture d'un os et d'identifier précisément la partie de la hanche qui est fracturée.

Bien qu'il soit généralement possible de traiter une fracture de la hanche, les complications résultant de cette fracture, par exemple un caillot sanguin ou une pneumonie, peuvent mettre en danger la vie du patient, surtout s'il s'agit de personnes âgées qui souffrent de maladies graves comme des troubles cardiaques ou le diabète. Si vous subissez une fracture de la hanche et que vous devez demeurer immobile pendant une longue période, vous risquez de développer des caillots sanguins. Un caillot sanguin peut se loger dans le vaisseau sanguin d'un poumon, bloquant la circulation du sang vers le tissu pulmonaire et occasionnant une obstruction (embolie). Cette maladie peut s'avérer fatale si elle n'est pas traitée rapidement. L'immobilité conséquente à une fracture de la hanche présente également d'autres risques comme le développement de plaies de lit et une infection urinaire.

Beaucoup d'aînés, y compris des personnes de plus de 80 ans guérissent d'une fracture de la hanche, bien que la période de réadaptation prenne jusqu'à un an et que la guérison ne soit jamais complète. Durant la période de réadaptation, plusieurs personnes ont besoin d'aide à domicile pour effectuer les tâches quotidiennes : prendre un bain, s'habiller et cuisiner. Environ la moitié des gens âgés de plus de 65 ans qui se brisent une hanche vivent leur convalescence dans un établissement de soins de longue durée, car ils ont besoin d'une aide qui ne leur sera pas fournie à domicile. De façon générale, plus l'état de santé et de mobilité de la personne avant la fracture était bon, plus elle a de chances de connaître une guérison complète.

Fractures du poignet

Lorsqu'on se sent tomber, notre instinct naturel nous pousse à étendre les bras pour réduire l'impact de la chute. Si l'impact de la chute est supérieur à la force des os de votre poignet, il s'ensuivra souvent une fracture. Les deux principaux os de l'avant-bras sont le radius et le cubitus. L'extrémité du radius, situé juste sous le poignet, est la région la plus commune pour une fracture du poignet chez les gens atteints d'ostéoporose. Ce type de brisure est appelé fracture de Colles. Il arrive parfois que les deux os de l'avant-bras, le radius et le cubitus soient tous deux brisés par une chute.

L'enflure, la sensibilité ou une douleur dans la région du poignet sont au nombre des symptômes courants de la fracture de Colles. Vous trouverez sans doute également difficile de soulever quoi que ce soit de poids moyen. Il arrive souvent que le poignet soit déformé et incliné en angle vers la paume de la main. Un rayon X aidera votre médecin à déterminer l'endroit précis et la gravité de la blessure.

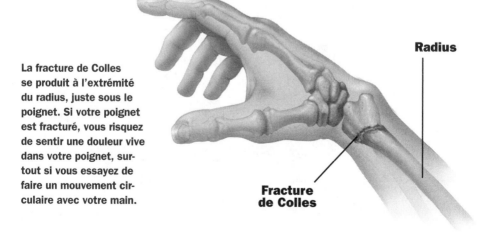

Radius

La fracture de Colles se produit à l'extrémité du radius, juste sous le poignet. Si votre poignet est fracturé, vous risquez de sentir une douleur vive dans votre poignet, surtout si vous essayez de faire un mouvement circulaire avec votre main.

Fracture de Colles

Beaucoup de gens récupèrent d'une fracture de Colles sans problème, mais les aînés sont exposés à des risques de complications plus élevés et ne retrouvent jamais la pleine mobilité de leur poignet. Une douleur chronique résultant de dommages au ligament ou à l'articulation du poignet sont au nombre des complications potentielles de cette fracture. Le syndrome du canal carpien peut aussi s'avérer une autre complication à long terme si le nerf médian, qui passe entre le radius et le cubitus, a été endommagé et qu'il s'ensuit une inflammation.

Risques de chute

Les chutes représentent l'une des principales raisons pour lesquelles les aînés se brisent des os. Personne n'est à l'abri d'une glissade ou d'une chute, pour diverses raisons. Par exemple à cause d'un tapis défait, d'une surface glissante, d'une surprise, d'un changement imprévu dans un sentier ou d'un étourdissement causé par une réaction à des médicaments. Toutefois, en vieillissant, les chutes se font plus fréquentes, car la capacité de réagir efficacement à la situation est moindre. Divers changements associés au vieillissement comme des problèmes d'équilibre, une perte de

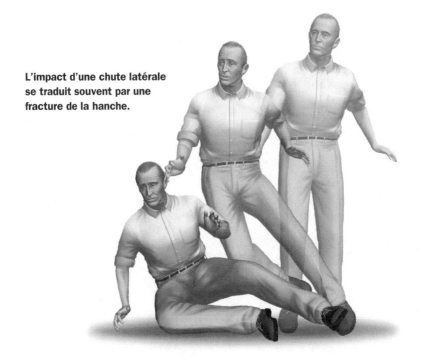

L'impact d'une chute latérale se traduit souvent par une fracture de la hanche.

La mécanique d'une fracture

Une recherche sur l'ostéoporose a utilisé des principes d'ingénierie pour calculer les risques de fracture. Le niveau de pression exercé sur la hanche ou sur la colonne vertébrale par différents gestes ou activités y est comparé au volume de pression maximal que ces os peuvent endurer, un peu comme on calcule la capacité de tonnage qu'un pont peut supporter. Les chercheurs ont pu identifier plusieurs activités et gestes comportant un risque élevé de fracture.

Les chutes latérales, que ce soit en marchant ou en position debout, représentent un des facteurs de risques les plus importants de fracture de la hanche. L'impact excède souvent la capacité de la hanche d'un aîné moyen d'absorber la chute, ce qui se traduit par une fracture. D'autres facteurs influencent les risques de fracture. Ainsi, absorber une partie de l'énergie de la chute avec les muscles des jambes ou étirer la main pour freiner la chute contribue à réduire l'impact sur la hanche. La peau et la graisse autour de la région d'impact ou le port d'une ceinture de maintien peuvent également contribuer à réduire les dommages causés par la chute.

Les risques d'une fracture par compression de la colonne vertébrale ont également été mesurés. Le fait de se pencher à un angle de 30 degrés et de soulever un poids d'environ 8 kilos (17 livres), ce qui équivaut à soulever un jeune enfant ou un sac d'épicerie, augmente de plus du double les risques d'une fracture par compression lorsque la densité osseuse est faible.

masse musculaire et une vision faible contribuent à ralentir les temps de réaction. Les aînés perdent également un peu de leur solidité osseuse et de leur couche de gras, particulièrement autour du bassin, ce qui augmente les risques de chute avec fractures. De plus, ils sont plus enclins à souffrir de maladies chroniques qui entravent leur mobilité et ils prennent souvent des médicaments qui causent des étourdissements.

Environ un tiers des gens âgés de plus de 70 ans tombent au moins une fois par année. Bien que de 3 à 6 % de ces chutes se traduisent par une fracture, celle-ci, lorsqu'elle se produit, peut réduire considérablement leur qualité de vie. C'est pourquoi il est si important de prévenir les chutes. Nous aborderons maintenant quelques-uns des principaux facteurs de risques, y compris ceux que vous êtes en mesure d'influencer ou de contrôler.

Problèmes d'équilibre

En vieillissant, le sens de l'équilibre diminue et le temps de réaction est plus long, ce qui augmente les risques de chute. Dans des circonstances normales, l'équilibre est contrôlé par les signaux envoyés au cerveau par trois systèmes sensoriels de l'organisme :

- **L'oreille interne.** Le moindre mouvement de la tête active des capteurs qui se trouvent dans l'oreille interne. Ces capteurs envoient des signaux électriques au cerveau, lequel surveille continuellement la position de votre tête par rapport au sol.
- **Les yeux.** Des signaux visuels aident à déterminer où se situe votre corps dans l'environnement.
- **Les nerfs sensitifs.** Les nerfs de la peau, des muscles et des articulations envoient des messages au cerveau sur les mouvements de votre corps.

Pour avoir un bon équilibre, il faut qu'au moins deux de ces trois systèmes sensoriels fonctionnent bien. Ainsi, fermer les yeux dans la douche pendant qu'on se lave les cheveux ne veut pas nécessairement dire qu'il y aura perte d'équilibre, car les signaux de l'oreille interne et les nerfs sensitifs permettent de rester droit.

Si le système nerveux central traite ces signaux lentement, si les messages sont contradictoires ou que vos systèmes sensoriels ne fonctionnent pas adéquatement, il peut en résulter des problèmes d'équilibre. En conséquence, il pourrait s'avérer plus difficile pour vous d'éviter des objets qui se trouvent dans votre trajectoire ou de réagir efficacement à un changement soudain dans la surface du sol, ce qui se traduit par un risque de chute. Quelques aînés présentent une oscillation corporelle plus prononcée lorsqu'ils sont immobiles, ce qui augmente les risques de chute.

Faiblesse musculaire

En vieillissant, les muscles perdent de leur volume et commencent à s'affaiblir. Avec le temps, les ligaments et les tendons, ainsi que les tissus conjonctifs corporels perdent leur élasticité et provoquent un raidissement des muscles et des articulations. Un manque d'activité physique peut aussi contribuer à réduire la masse et la force musculaire.

Combinée aux changements dans l'équilibre provoqués par le vieillissement, la faiblesse musculaire peut transformer un trébuchement en chute. Lorsque le cerveau reçoit le signal d'une perte d'équilibre, il ordonne aux muscles de faire un effort de compensation. Cependant, si la réaction est lente et que les muscles sont faibles, le corps n'est plus toujours capable de se tenir droit.

Problèmes visuels

De même façon que le tissu des ligaments et des tendons, le tissu des lentilles oculaires devient moins élastique avec l'âge. Avec une élasticité réduite, il est plus difficile de distinguer une image nette sur la rétine et de voir des objets proches avec netteté. Des problèmes de vision ou des changements dans la perception de la profondeur augmentent les risques de trébucher ou de rater une marche.

Plusieurs troubles visuels associés à l'âge peuvent être corrigés avec une prescription de lunettes appropriée et les aînés ont parfois besoin de porter des verres à doubles ou à triples foyers. Toutefois, des changements entre différentes puissances optiques au niveau des lentilles sont susceptibles de causer une désorientation momentanée, de nuire à l'équilibre et de provoquer une chute. Regarder droit devant et baisser la tête contribuent à réduire ce risque.

Des troubles oculaires comme des cataractes, du glaucome ou une dégénérescence maculaire risquent de nuire à la perception ou d'apercevoir plus difficilement des obstacles.

Maladies chroniques

En vieillissant, vous devenez plus susceptible de souffrir de divers troubles qui augmentent les risques de chute. Des problèmes de santé qui nuisent au système nerveux comme un accident vasculaire cérébral (AVC), la maladie de Parkinson et la sclérose en plaques peuvent influencer l'équilibre et la coordination. Les maladies qui affectent les pieds et les jambes comme l'arthrite et des dommages nerveux périphériques sont susceptibles de nuire à votre capacité de marcher.

Des maladies chroniques comme l'emphysème ou l'insuffisance cardiaque congestive rendent les déplacements plus difficiles, ce qui se traduit par de l'inactivité physique et des pertes de puissance musculaire et d'équilibre.

Les gens qui sont aux prises avec une diminution des facultés mentales, qui sont atteints de démence ou qui sont en dépression présentent des risques de chute accrus. De plus, la grippe, l'hypotension artérielle ou la déshydratation peuvent causer des étourdissements.

Réaction aux médicaments

Certains médicaments sont susceptibles de nuire à l'équilibre et d'occasionner des étourdissements, notamment certains médicaments qui contrôlent la tension artérielle, des sédatifs, des tranquillisants, des antidépresseurs, des médicaments contre le rhume et les allergies (antihistaminiques), des analgésiques et des somnifères. Ces médications présentent d'autres effets secondaires comme la faiblesse musculaire, des tremblements et une vision floue, qui sont tous des facteurs susceptibles d'augmenter les risques de chute.

Quelques-uns de ces médicaments, particulièrement ceux qui contrôlent la tension artérielle, les tranquillisants et les antidépresseurs peuvent provoquer une chute subite de la tension artérielle si vous vous levez rapidement, ce qui conduit à des faiblesses ou à l'évanouissement. Le fait de se lever lentement lorsqu'on est en position assise ou couchée permet de prévenir cette chute subite de tension artérielle.

Vous devez toujours demander à votre médecin quels sont les effets secondaires des médicaments que vous prenez et comment diminuer ces effets. Il est possible que votre médecin vous prescrive un autre médicament.

Risques reliés au domicile non sécuritaire

Hormis les troubles organiques susceptibles de provoquer une chute, de nombreux facteurs extérieurs à votre santé sont susceptibles de vous faire tomber. Même si vous croyez que votre domicile représente l'endroit le plus sécuritaire qui soit, selon l'*American Academy of Orthopaedic Surgeons*, la plupart des chutes et des fractures qui en résultent se produisent à la maison. Ainsi, des tapis mal ajustés, des planchers encombrés, un éclairage insuffisant, des cordons électriques non protégés et des escaliers sans main courante représentent des risques potentiels. Marcher dans la maison en chaussettes ou monter sur autre chose qu'un marchepied robuste pour atteindre des objets hors de portée peut s'avérer risqué. Tous ces dangers peuvent provoquer une chute, souvent sur des meubles, ce qui augmente davantage les risques de fracture. Pour obtenir plus d'information sur les moyens à prendre pour rendre son domicile plus sécuritaire, consultez le chapitre 13 qui présente également des conseils pour éviter les chutes à l'extérieur de la maison.

Risques d'une seconde fracture

La plupart des médecins voient les fractures causées par des activités routinières qui, normalement ne présentent pas un traumatisme suffisant pour briser un os, comme un symptôme évident d'ostéoporose. Ce type de fracture est connu sous le nom de fracture consécutive à un traumatisme léger. Les fractures par compression de la colonne vertébrale, qui se traduisent souvent par une réduction de la taille, peuvent survenir simplement en se penchant un peu trop vers l'avant. Ce type de fracture est fréquemment causé par l'ostéoporose et passe trop souvent inaperçu, jusqu'à ce que la maladie soit rendue à un stade avancé et que votre colonne vertébrale soit considérablement affaiblie.

Une fracture consécutive à un traumatisme léger n'est pas seulement synonyme d'ostéoporose, mais elle augmente également les risques de fracture potentielles. Des données statistiques indiquent qu'après avoir subi une fracture, les risques d'en subir une autre sont plus élevés. Ainsi, les risques de subir une fracture de la hanche, de la colonne vertébrale ou du poignet au cours de leur vie sont de 40 % chez les femmes de race blanche âgées de 50 ans et plus et de presque 15 % chez les hommes de race blanche âgés de 50 ans et plus. Toutefois, après une première fracture ostéoporotique, le risque d'en subir une deuxième est pratiquement doublé.

Plus précisément, les statistiques indiquent que le fait de se fracturer une seule vertèbre, même sans symptôme, augmente d'au moins quatre fois les risques de subir des fractures subséquentes, et ce indépendamment de votre densité osseuse. Les risques de fracture de la hanche sont plus que doublés suite à une première fracture de la hanche ou de la colonne vertébrale. Le risque de fracture de la hanche est également plus élevé suite à la fracture d'un os de l'avant-bras ou de la partie supérieure du bras. Selon les directives publiées par l'*American Association of Clinical Endocrinologists,* les deux facteurs de risques les plus importants associés aux fractures ostéoporotiques sont (1) une faible densité osseuse et (2) une première fracture consécutive à un traumatisme léger chez un adulte de 40 ans et plus. Le premier facteur est étroitement associé à l'ostéoropose et ne surprendra personne. Toutefois, ce n'est pas nécessairement le cas du second, car il sous-entend une fragilité osseuse et une possibilité de fracture trop complexes pour être mesurées.

Si vous vous fracturez un os, existe-t-il un moyen de réduire vos risques à d'autres fractures potentielles ?

Pour commencer, vérifiez si vos os s'amincissent et dans quelle mesure vous perdez de la masse osseuse. Il est important de passer des tests après s'être fracturé un os, peu importe lequel. Selon l'Organisation mondiale de la santé, toute femme qui subit une fracture du poignet après la ménopause possède une raison suffisante pour faire évaluer sa densité osseuse et ses risques d'ostéoporose. Ostéoporose Canada recommande à toutes les femmes postménopausées de passer un test de densité osseuse après avoir subi une fracture. Certains médecins recommandent un dépistage initial au moyen de tests moins coûteux et de passer éventuellement un test plus approfondi, s'il y a lieu.

Un test additionnel pourrait s'avérer nécessaire pour vérifier les niveaux hormonaux et d'autres indicateurs susceptibles de nuire à la santé de vos os. Ces tests comprennent des prélèvements sanguins afin de vérifier les niveaux de calcium et de phosphate et l'état des fonctions thyroïdiennes et hépatiques et parfois des tests d'urine. Pour plus d'information sur ces procédures, consultez le chapitre 5.

Si votre densité osseuse est faible, essayez de découvrir la cause du problème, qu'il s'agisse de l'ostéoporose ou d'une autre maladie qui cause une déminéralisation osseuse. Vous pouvez prendre certaines mesures pour augmenter la densité osseuse et renforcer vos os et vos muscles. Avec un traitement approprié de toute maladie potentielle susceptible de se développer suite à une première fracture, les risques d'en subir une deuxième reviendront éventuellement à la normale. Peu importe les résultats de votre test de densité osseuse, ces derniers fournissent des repères susceptibles d'améliorer votre santé osseuse.

Le rôle essentiel de la prévention des fractures

Les fractures peuvent transformer la vie d'une personne, surtout s'il s'agit d'un aîné. Une simple fracture peut augmenter considérablement les risques d'en subir d'autres et d'occasionner une détérioration de votre état de votre santé.

Si vous êtes atteint d'ostéoporose, mais que vous n'avez jamais subi de fracture, vous ne devriez pas être exposé à des conséquences graves. C'est pourquoi il est si important d'éviter la fracture d'un os. Vous y parviendrez en traitant votre ostéoporose, en prévenant les chutes, en effectuant et en pratiquant des mouvements et des activités sécuritaires et en ne soulevant aucune charge que les os de votre colonne vertébrale ne seront pas en mesure de supporter. Les prochains chapitres vous donneront plus d'information sur la protection des os. En bout de ligne, souvenez-vous qu'il est plus facile et moins coûteux de prévenir une fracture que de la traiter.

Chapitre 4

Pouvez-vous réduire les risques d'ostéoporose?

Personne n'est en mesure d'affirmer avec certitude que vous serez atteint d'ostéoporose, car cette maladie est trop complexe. Toutefois, les médecins savent ce qui rend certaines personnes plus à risques que d'autres, notamment des facteurs concernant votre style de vie. Ainsi, il est important d'être informé des facteurs de risques d'ostéoporose et de ce que vous pouvez faire pour diminuer ces risques.

Si vous êtes déjà atteint d'ostéoporose, la perte osseuse a déjà sérieusement affaibli votre squelette. Toutefois, si vous n'avez jamais subi de fracture, vous éviterez la conséquence la plus grave de cette maladie. La douleur, à moins d'avoir subi une fracture, n'est généralement pas associée à l'ostéoporose. Même des personnes à la densité osseuse très faible sont en mesure de continuer à mener une vie active et de participer à des activités qu'elles aiment, tant et aussi longtemps qu'elles ne se briseront pas un os.

De façon générale, les risques d'ostéoporose et de fractures dépendent de la santé, de la grosseur et de la solidité de vos os, ainsi que de l'état de votre tissu osseux. La santé des os est le résultat du développement du squelette au cours de l'enfance et de la première partie de la vie adulte, ainsi que du volume osseux présent au cours de la période de masse osseuse maximale, soit entre 30 et 40 ans. La santé des os est également influencée par la rapidité de la perte de masse osseuse en vieillissant.

Plusieurs facteurs qui vous sont propres jouent un rôle dans la santé de vos os : antécédents familiaux, hérédité, hormones, qualité du régime alimentaire, fréquence de l'activité physique, comportements et habitudes de vie, ainsi que votre état de santé général. Les facteurs qui réduisent votre masse osseuse maximale ou accélèrent la perte osseuse augmentent vos risques d'ostéoporose. Ce sont des facteurs de risques. En prenant des précautions et en étant réaliste quant à ce que vous êtes en mesure ou non d'accomplir et si vous prenez les moyens pour développer ou maintenir votre masse osseuse, vous réduirez vos risques d'ostéoporose et de fractures.

Évaluez vos risques

Si vous deviez identifier le type de personne le plus susceptible d'être atteint d'ostéoporose, vous décririez probablement une femme de race blanche postménopausée, grande et mince qui fume, consomme beaucoup d'alcool, s'alimente mal, ne fait pas d'exercices et prend des médicaments comme des corticostéroïdes. De plus, la mère de cette femme aurait une posture voûtée suite à de multiples fractures par compression de la colonne vertébrale. Toutefois, n'oubliez pas que même si vous présentez quelques-unes de ces caractéristiques, vous n'êtes pas pour autant condamné à l'ostéoporose. De plus, si vous en êtes affligé, vous ne vous briserez pas nécessairement un os. Inversement, des individus qui ne présentent aucun facteur de risque connu sont susceptibles de développer l'ostéoporose et de se briser la hanche.

Si quelques-uns des facteurs décrits ci-après s'appliquent à vous, il serait préférable d'en discuter avec votre médecin, avec qui vous pourrez convenir d'une stratégie de prévention à la fois pratique et réaliste. Si vous êtes une femme, il est préférable de planifier cette stratégie avant d'atteindre la ménopause. Toutefois, si vous avez déjà terminé votre ménopause, il est encore possible d'adopter des mesures positives pour ralentir la perte osseuse.

Les facteurs de risques que vous ne pouvez changer

Certains facteurs de risques sont incontrôlables puisqu'ils vous sont intrinsèques, que vous en avez hérité de vos parents ou parce qu'ils font simplement partie de la vie. Cependant, vous pouvez adopter des mesures pour prévenir ou ralentir le développement de l'ostéoporose et surveiller la santé de vos os afin de déceler toute perte osseuse anormale le plus rapidement possible.

Sexe
En Amérique du Nord, 80 % des personnes atteintes d'ostéoporose sont des femmes. Les femmes atteignent généralement une masse osseuse maximale

inférieure aux hommes, tout simplement parce que leur squelette est plus petit. De plus, les femmes vivent généralement plus longtemps que les hommes. Ainsi, les femmes ont moins de masse osseuse et plus de temps pour la perdre, ceci sans compter la ménopause qui provoque la chute des niveaux d'œstrogène et, du même coup, une accélération de la perte osseuse.

Les vertèbres des jeunes adultes de sexe masculin présentent généralement une masse osseuse de 25 % supérieure à celles des jeunes femmes du même âge. La masse osseuse de l'os de la hanche (iliaque) de l'homme a tendance à être de 8 à 18 % supérieure à celle de la femme.

Les femmes présentent trois fois plus de risques de fracture ostéoporotiques que les hommes. La chute du niveau d'œstrogène consécutive à la ménopause constitue un facteur important. Les fractures se produisent généralement à un âge plus jeune chez la femme que chez l'homme. Les jeunes femmes présentent quatre fois plus de risques de se briser la hanche que les jeunes hommes, même si les risques s'équivaudront à un âge plus avancé.

Âge

Nonobstant le sexe, plus vous êtes âgé, plus vous êtes susceptible de développer l'ostéoporose et de vous fracturer un os. 50 % des femmes âgées de 80 ans et plus sont atteintes d'ostéoporose. Pour plus d'information sur les conséquences du vieillissement sur la santé des os, consultez le chapitre 1.

Hérédité

Les antécédents familiaux constituent un indice important quant aux risques de masse osseuse faible, mais aucunement en ce qui concerne les risques de fracture dus à l'ostéoporose. Des études démontrent que les facteurs génétiques sont responsables de nombreuses différences quant à la grosseur, à la masse et à la densité des os des individus. Si votre mère, votre sœur, votre grand-mère ou votre tante ont souffert d'ostéoporose, vos risques sont plus élevés. Une recherche a également démontré que si vous êtes une femme et que votre mère s'est brisée la hanche, vos risques de vous fracturer la hanche sont deux fois plus élevés que la moyenne des femmes.

Plusieurs gènes sont impliqués au niveau des risques d'ostéoporose. Ils sont responsables du volume maximal de masse osseuse atteint au cours de la jeunesse et de la rapidité à laquelle la perte osseuse se produira à un âge plus avancé. D'autres gènes déterminent aussi le moment de la ménopause et d'autres régulent les hormones et les facteurs de croissance, lesquels sont tous des facteurs qui influent sur la formation et la résorption osseuses. D'autres gènes agissent sur l'emploi organique du calcium ou de la vitamine D ou produisent le collagène protéique, un ingrédient essentiel de l'os.

Toutefois, les gènes ne déterminent pas nécessairement l'avenir du squelette. Ce n'est pas parce que votre mère était atteinte d'ostéoporose que vous le serez aussi, mais si vous faites ce qu'il faut pour réduire les risques, vous mettrez plus de chances de votre côté.

Race

Les personnes de race blanche et les Asiatiques sont les plus à risques d'être atteints d'ostéoporose. Les femmes blanches postménopausées subissent environ 75 % de toutes les fractures de la hanche. Les Noirs ont un risque moins élevé d'ostéoporose et les Latino-américains et les Amérindiens semblent exposés à un risque moyen. Les divers niveaux de risques sont basés en partie sur les différences de masse et de densité osseuses entre les races. Ainsi, certaines femmes asiatiques ont tendance à inclure un apport calcique moins important dans leur régime alimentaire. Cependant, toutes races confondues, une femme qui a subi une ablation des ovaires à un âge relativement jeune augmente considérablement ses risques d'ostéoporose.

Masse corporelle

Les femmes de petite taille dont la charpente est constituée de petits os présentent un risque plus élevé d'ostéoporose et sont susceptibles de subir des fractures plus jeunes en raison d'une masse osseuse moins importante.

Exposition à l'œstrogène ou à la testostérone

Plus vous serez exposée à l'œstrogène durant toute votre vie, moins vos risques d'ostéoporose seront élevés. Les femmes qui ont commencé leurs menstruations après l'âge de 16 ans ne profitent pas des effets de formation osseuse de l'œstrogène pendant autant d'années que celles dont les menstruations ont commencé plus tôt. Il en va de même des femmes qui ont leur ménopause plus tôt, que ce soit de façon naturelle, à la fin de la quarantaine ou suite à une intervention chirurgicale, avant l'âge de 45 ans et qui profitent moins longtemps des avantages de l'œstrogène, qui favorise la formation osseuse.

Les hommes dont la puberté débute après l'âge de 16 ans voient leur exposition à la testostérone, qui favorise le développement osseux, réduite et sont susceptibles d'atteindre une masse osseuse maximale moindre. Un niveau de testostérone faible durant la vie adulte a pour conséquence d'accélérer la perte osseuse.

Les facteurs de risques que vous pouvez influencer

La présence d'un ou de plusieurs facteurs de risques d'ostéoporose et de fractures dépend de circonstances individuelles ou des décisions que vous prendrez pour modifier ces risques. Plusieurs formes d'ostéoporose secondaire sont traitables ou ne seront présentes que pendant un certain temps. Dans plusieurs cas, il est possible d'adopter des mesures préventives pour compenser des risques élevés.

Procréation

La grossesse augmente les niveaux d'œstrogène des femmes et leur poids tout en renforçant leurs os. Ces deux facteurs sont bénéfiques pour la masse osseuse. Quelles que soient les circonstances, le fait d'avoir un ou plusieurs enfants doit être pris en compte dans l'évaluation des risques d'ostéoporose.

Durant la grossesse, vous partagerez votre réserve de calcium. L'allaitement peut aussi épuiser les réserves de calcium de votre organisme, mais votre tractus intestinal et vos reins compensent pour cette demande additionnelle en absorbant et en conservant plus de calcium. D'une façon ou d'une autre, si vous attendez un enfant, discutez avec votre médecin pour vous assurer d'obtenir suffisamment de calcium.

Médicaments

Certains médicaments sont reconnus pour accélérer la perte osseuse et augmentent donc le risque d'ostéoporose. Ils sont susceptibles de produire une forme d'ostéoporose secondaire ou d'aggraver le type d'ostéoporose causé par l'âge ou la ménopause.

Médicaments contenant de la corticostéroïde. Un usage à long terme de corticostéroïdes comme la prednisone (Deltasone), la cortisone, la prednisolone et la dexaméthasone (Decadron) est particulièrement dommageable pour les os. Ces médicaments également nommés glucocorticostéroïdes sont utilisés couramment pour traiter l'asthme, la polyarthrite rhumatoïde et d'autres maladies et troubles inflammatoires. Ils réduisent la masse osseuse en abaissant les niveaux d'œstrogène et de testostérone dans le sang et en ralentissant la formation osseuse.

Tout dosage de corticostéroïdes augmente vos risques de fracture. Toutefois, ces médicaments présentent des avantages. Si le médecin vous a donné cette prescription, c'est qu'il avait de bonnes raisons de le faire. N'arrêtez pas de les prendre et ne modifiez pas la dose avant d'en avoir parlé à votre médecin. Si vous prenez ce médicament pendant plus de quelques semaines, il est probable que votre médecin vérifie votre densité osseuse et recommande la prise de médicaments qui préviennent ce type de perte osseuse.

Anticonvulsivants. Les médicaments utilisés pour contrôler ces crises comprennent le phénobarbital, la phénytoïne (Dilantin) et la carbamazépine (Tegretol). Si ce type de médicament est employé sur une longue période de temps, votre foie commencera à convertir la vitamine D d'une manière risquant de provoquer une carence en vitamine D. Si vous prenez l'un de ces médicaments, votre médecin pourrait vous recommander de prendre de la vitamine D et des suppléments de calcium.

Médicaments pour la thyroïde. Des médicaments pour la thyroïde comme la(a) lévothyroxine (Eltroxin, Levotec, Synthroid) consommés en quantité excessive peuvent causer l'hyperthyroïdisme, qui conduit à une perte osseuse accélérée. Vu que les besoins en hormones thyroïdiennes peuvent changer avec le temps, il est important de subir annuellement une analyse de sang appelée test d'hormone thyréotrope. Ce test détermine facilement si vous prenez la quantité requise de médicaments, sinon la dose pourra être ajustée au besoin.

Diurétiques. Les diurétiques sont des médicaments qui préviennent l'accumulation de liquides organiques dans le corps, mais certains diurétiques sont également susceptibles de stimuler vos reins à sécréter une quantité excessive de calcium. Si votre régime alimentaire ne contient pas suffisamment de calcium ou autres minéraux recalcifiants, vous pourriez subir une perte osseuse. Parmi les diurétiques qui causent ce problème, on retrouve le furosémide (Lasix), le bumétanide (Bumex) et l'acide étacrynique (Edecrin). D'autres diurétiques appelés thiazidiques sont susceptibles d'aider votre organisme à retenir le calcium. N'hésitez pas à questionner votre médecin concernant tout risque associé à votre médication, car il pourrait vous prescrire un autre diurétique qui n'occasionne pas de perte de calcium.

Autres médicaments. Des anticoagulants comme l'héparine sont prescrits pour prévenir la formation de caillots sanguins dans les veines et les artères. Lorsqu'ils sont utilisés sur de longues périodes, ils peuvent causer une perte osseuse. Le cas échéant, vous pourriez changer de médication et opter pour la warfarine (Coumadin) qui est moins dangereuse pour les os.

Les agonistes de la gonadolibérine forment une catégorie de médicaments employés pour supprimer la concentration sanguine de l'œstrogène et de la testostérone. Ils comprennent l'acétate de leuprolide (Lupron) et la nafaréline (Synarel). Ces médicaments sont efficaces dans le traitement de maladies comme l'endométriose, le syndrome de tension prémenstruelle (SPM) et le cancer de la prostate. Une réduction des niveaux d'hormones sexuelles peut se traduire par une perte osseuse rapide, mais ces niveaux reviennent généralement à la normale une fois qu'on cesse de prendre la médication.

Maladies

Certaines maladies augmentent les risques d'ostéoporose en ralentissant la formation des os ou en accélérant leur résorption et quelques-unes d'entre elles peuvent également générer une forme d'ostéoporose secondaire.

Troubles endocriniens. Le système endocrinien produit des hormones qui aident à réguler de nombreuses activités corporelles. Des troubles des glandes endocriniennes associés à la croissance et au maintien des os sont susceptibles de nuire à votre cycle de remodelage osseux.

L'*hypogonadisme* résulte d'un manque d'œstrogène et de testostérone, ce qui se traduit par une perte osseuse anormale. Beaucoup de facteurs peuvent nuire à la production hormonale, y compris certains médicaments, diverses maladies des ovaires ou des testicules, le vieillissement naturel et des troubles de l'alimentation qui interrompent les menstruations.

L'*hyperparathyroïdisme* est le résultat d'une hypersécrétion de parathormone (PTH) des glandes parathyroïdes dans le circuit sanguin. Une hypersécrétion de PTH peut provoquer une grave déperdition de calcium dans les os et augmenter les risques de fracture.

Le syndrome de Cushing est une maladie qui se caractérise par une surproduction de cortisol par les glandes surrénales ; ce corticostéroïde ralentit la formation osseuse et peut augmenter la résorption osseuse.

Le diabète de type 1 (autrefois appelé diabète insulino-dépendant ou diabète juvénile) est associé à la perte osseuse, particulièrement si la maladie n'est pas bien contrôlée. Les personnes qui sont atteintes de cette maladie ont souvent une faible masse osseuse. Le diabète de type 2 (autrefois appelé diabète non insulinodépendant ou diabète de l'âge mûr) n'est pas associé à l'ostéoporose.

Troubles de l'estomac, des intestins et du foie. Certains troubles gastro-intestinaux peuvent nuire au cycle de remodelage osseux et provoquer une perte osseuse en interférant avec le fonctionnement de vos intestins qui absorbent le calcium de la nourriture et en réduisant votre niveau de vitamine D.

Les troubles de l'intestin grêle comme la maladie de Crohn et les maladies cœliaques peuvent occasionner une réduction de la masse osseuse. Ils sont parfois traités avec un corticostéroïde, ce qui inhibe encore davantage l'absorption de calcium et des niveaux de vitamine D.

Quelques maladies du foie sont rares, mais reconnues comme des causes d'ostéoporose. La cirrhose biliaire primaire survient lorsque les minuscules canaux biliaires du foie deviennent enflammés. Cette maladie touche le plus souvent des femmes âgées de 35 à 60 ans.

Une intolérance au lactose produit des flatulences, des crampes d'estomac et de la diarrhée lorsque vous buvez du lait. Si vous souffrez de cette intolérance ou que vous ne consommez pas de produits laitiers pour toute autre raison, il est important de prendre des suppléments de calcium ou de manger beaucoup d'aliments à teneur calcique élevée.

Polyarthrite rhumatoïde. Cette maladie arthritique est auto-immune et se caractérise par une agression de l'organisme par son propre système immunitaire. Les lignes articulaires sont les principales régions touchées par la polyarthrite rhumatoïde, ce qui provoque une destruction graduelle du cartilage, de l'os, des tendons et des ligaments de l'articulation. Cette maladie invalidante empêche les gens d'être actifs physiquement, ce qui augmente leur risque de perte osseuse. La polyarthrite rhumatoïde est parfois traitée avec des corticostéroïdes et d'autres médicaments susceptibles d'endommager l'os.

Aménorrhée. L'absence de menstruations ou l'irrégularité des cycles menstruels chez les femmes en âge de procréer pourrait être l'indice de faibles niveaux d'œstrogène. Cette maladie peut avoir comme origine des troubles de l'alimentation, un surplus d'exercice ou un trouble des ovaires ou de la glande pituitaire (hypophyse). Si vos cycles menstruels ont déjà été irréguliers, votre risque d'ostéoporose est plus élevé.

Procédures chirurgicales

Des transplantations d'organes peuvent se traduire en perte osseuse en raison des immunodépresseurs qui doivent être pris et qui nuisent à la formation des os. Vous devrez peut-être prendre des corticostéroïdes, lesquels endommagent les os.

Une intervention chirurgicale gastrique qui fait l'ablation d'une partie de votre estomac pour traiter un cancer ou des ulcères peuvent occasionner une perte osseuse, car votre capacité d'absorption de calcium et de vitamine D contenus dans la nourriture sera réduite. Un pontage chirurgical des intestins est susceptible de se traduire par une perte osseuse anormale plusieurs années après l'intervention chirurgicale.

Convalescence alitée prolongée

Si vous êtes en convalescence prolongée ou immobilisé à la suite d'un accident vasculaire cérébral, d'une fracture, d'une intervention chirurgicale, d'une quadraplégie ou d'une paraplégie, consultez votre médecin pour savoir comment prévenir une perte osseuse anormale.

Les facteurs de risques que vous pouvez changer

Il est possible de contrôler certains facteurs de risques. Ceci veut dire que vous pourriez être en mesure de les éliminer, ou à tout le moins, de réduire leurs conséquences sur votre squelette de façon importante. L'ostéoporose est plus facile à prévenir qu'à guérir et c'est pourquoi il est important que vous preniez connaissance de ces facteurs.

Le calcium et la vitamine D dans le régime alimentaire

Le calcium et la vitamine D sont essentiels à la formation et au maintien d'os solides en vieillissant. Le fait de ne pas consommer suffisamment d'aliments à teneur élevée en calcium lorsque vous êtes jeune, réduit votre masse osseuse maximale et augmente les risques de fracture à un âge plus avancé. Une carence en vitamine D inhibe la capacité d'absorber le calcium de la nourriture. Des études cliniques démontrent que des suppléments contenant du calcium ou du calcium avec de la vitamine D peuvent contribuer à réduire les taux de fracture d'environ 30 à 50 % chez les personnes dont le régime alimentaire ne contient pas suffisamment de ces nutriments. Pour connaître les quantités recommandées de calcium et de vitamine D dans votre régime alimentaire, consultez les pages 91 et 94.

Pertes de poids et diètes excessives

Dans une société obsédée par le poids, il est possible que vous tentiez de rester svelte en vous privant de nourriture. Toutefois, si vous vous privez de nourriture, vous priverez également vos os d'éléments qui leur sont essentiels. Les troubles graves de l'alimentation comme l'anorexie mentale peuvent endommager le squelette en privant le corps de nutriments essentiels à la formation des os.

L'anorexie mentale est un trouble de l'alimentation causé par une crainte exagérée de gagner du poids. Elle touche principalement les jeunes femmes. Ce trouble interrompt le cycle menstruel, réduit les niveaux d'œstrogène et durant cette importante étape de développement du squelette, inhibe une importante masse osseuse. Les anorexiques peuvent commencer à subir des pertes osseuses de façon précoce et auront moins de tissu osseux que ce qu'ils peuvent perdre. Jusqu'à 50 % des femmes anorexiques présentent une densité osseuse faible dans le bas de la colonne vertébrale.

Une diète excessive peut endommager la santé des os. Durant la première partie de la vie adulte, la masse corporelle influence la masse osseuse maximale. Les femmes minces ont généralement moins d'œstrogène qui favorise le développement des os et les femmes plus corpulentes en ont davantage. Les cellules adipeuses favorisent la production d'œstrogène. Ainsi, les femmes qui perdent beaucoup de poids en suivant une diète perdent également de la masse osseuse. Cela ne veut pas dire qu'il soit préférable d'afficher un surplus de poids, une condition à laquelle sont associés d'autres problèmes de santé, mais vous devriez essayer de maintenir un poids normal pour votre taille et votre âge.

L'activité physique

Utilisez vos os ou perdez-les. Une activité régulière et l'exercice physique sont des facteurs essentiels dans la prévention de l'ostéoporose et des fractures. Les enfants qui sont les plus actifs physiquement présentent souvent une densité osseuse élevée et parviennent à une masse osseuse maximale plus élevée que les enfants qui ne sont pas assez actifs. En vieillissant, le manque d'exercice accélère la perte osseuse. Des études démontrent que les adultes qui sont assis toute la journée derrière un bureau et ne font pas d'exercices sont plus portés à perdre de la masse osseuse et à subir des fractures que les adultes qui intègrent des activités physiques à leur emploi du temps.

Des exercices de mise en charge comme la marche peuvent augmenter ou à tout le moins maintenir la densité osseuse à tout âge. Pour plus d'information sur les activités physiques appropriées à votre situation, consultez le chapitre 9.

Tabagisme

Vous avez probablement déjà plusieurs bonnes raisons pour cesser de fumer. Sachez que le tabagisme est néfaste pour les os et que c'est une autre bonne raison d'arrêter. Le tabagisme nuit à la production d'œstrogène et de testostérone. Le tabagisme nuit à l'absorption du calcium et au développement des os dans le cadre du cycle de remodelage osseux. C'est la raison pour laquelle les fumeurs, des deux sexes, sont plus vulnérables à l'ostéoporose et aux fractures.

La ménopause, qui accélère la perte osseuse, survient 2 ans plus tôt que chez les non-fumeuses. De plus, le rythme de perte osseuse des fumeuses postménopausées est plus rapide que chez les femmes qui ne fument pas. Bien qu'une hormonothérapie de remplacement (HTR) permette de protéger les non-fumeuses des fractures, elle parvient difficilement à protéger celles qui fument. Les fumeurs ont également tendance à consommer plus d'alcool, à négliger l'exercice physique et à manger moins sainement que les non-fumeurs. Ces comportements augmentent les risques d'ostéoporose. La bonne nouvelle, c'est que si vous arrêtez de fumer, même à un âge avancé, vous retarderez le processus de perte osseuse.

Consommation d'alcool

Une consommation abusive d'alcool sur une longue période peut augmenter les risques d'ostéoporose et de fractures. L'alcool est toxique pour les ostéoblastes, responsables du développement des os. Entre-temps, les ostéoclastes, responsables de la résorption osseuse peuvent être stimulées par l'alcool et augmenter la perte osseuse. L'alcoolisme chronique réduit aussi les niveaux d'œstrogène et de testostérone. Une consommation quotidienne supérieure à 30 cl (1 once) d'alcool chez les femmes et à 60 cl (2 onces) chez les hommes peut suffire à déclencher ces effets négatifs sur les os.

Une consommation d'alcool, même modérée, contribue à amincir l'os trabéculaire, plus poreux, de vos vertèbres. Bien que les fractures vertébrales soient rares chez les personnes âgées de moins de 50 ans, elles se produisent plus fréquemment chez celles qui consomment une quantité excessive d'alcool. De plus, les alcooliques ont tendance à mal s'alimenter et à ne pas faire d'exercice, deux conditions qui ralentissent le développement des os. Ces individus sont également plus susceptibles de tomber et de se briser un os, car l'alcool nuit à l'équilibre. Beaucoup de gens qui arrêtent de consommer de l'alcool voient leur développement osseux redevenir normal et s'il s'agit d'une personne relativement jeune, il est même possible de récupérer un peu de masse osseuse.

Ce que vous pouvez faire

L'ostéoporose est une maladie traitable et les fractures qui y sont associées peuvent être évitées si vous prenez des mesures efficaces pour maintenir des os solides et un squelette en santé. La prévention des fractures est un facteur important dans le maintien des os puisque la première fracture consécutive à un traumatisme léger risque d'augmenter considérablement la possibilité de subir d'autres fractures.

Maintenant que vous avez eu l'occasion de passer en revue les facteurs susceptibles d'augmenter ou de diminuer les risques d'ostéoporose et de fractures, vous voudrez sans doute en discuter avec votre médecin. Ensemble, vous pourrez déterminer si vos risques sont élevés, moyens ou faibles. De façon générale, une personne qui présente un ou deux facteurs de risques est un sujet à risques élevés.

Vous et votre médecin pourrez alors prévoir une stratégie pour diminuer et même éliminer une partie de ces risques. Plus vous agirez tôt, mieux ce sera. Toutefois, n'oubliez pas qu'il n'est jamais trop tard pour commencer. Vous demanderez sans doute à votre médecin de passer un test de densité osseuse. Le prochain chapitre porte justement sur cet important test.

Évaluation des risques d'ostéoporose

Ce questionnaire vous aidera à évaluer vos risques d'ostéoporose.
Plus vous aurez de oui comme réponses, plus les risques seront élevés.

	Oui	Non
• Êtes-vous une femme ?	❏	❏
• Avez-vous cessé d'avoir des menstruations ?	❏	❏
• Vous êtes-vous déjà fracturé un os ?	❏	❏
• Avez-vous subi une réduction de la taille ?	❏	❏
• Avez-vous des antécédents familiaux d'ostéoporose ?	❏	❏
• Êtes-vous de race blanche ou asiatique ?	❏	❏
• Êtes-vous de petite taille ou avez-vous de petits os ?	❏	❏
• Avez-vous commencé vos menstruations à 16 ans ou plus tard ?	❏	❏
• Avez-vous eu des périodes menstruelles irrégulières avant la ménopause ?	❏	❏
• Avez-vous déjà été enceinte ?	❏	❏
• Avez-vous connu une ménopause naturelle avant l'âge de 45 ans ?	❏	❏
• Avez-vous subi une ablation des ovaires avant l'âge de 40 ans ?	❏	❏
• Avez-vous pris des médicaments susceptibles d'augmenter la masse osseuse pendant un an ou plus ?	❏	❏
• Avez-vous déjà souffert d'une maladie reconnue pour augmenter les risques d'ostéoporose ?	❏	❏
• Avez-vous intégré peu d'aliments ou aucun aliment contenant du calcium à votre régime alimentaire ?	❏	❏
• Avez-vous suivi souvent des diètes ou perdu trop de poids ?	❏	❏
• Faites-vous de l'exercice physique ?	❏	❏
• Fumez-vous ?	❏	❏
• Consommez-vous plus de 60 cl (2 onces) d'alcool chaque jour ?	❏	❏

Chapitre 5

Dépistage et diagnostic

C omment puis-je savoir si mes os sont faibles ? Suis-je déjà atteint d'ostéoporose ? Ce sont là des questions auxquelles vous désirez sûrement obtenir des réponses, et plus vous les obtiendrez rapidement, mieux ce sera. Plus vous commencerez tôt à adopter des mesures préventives, plus vous augmenterez vos chances de maintenir un squelette en santé. Si vous souffrez déjà d'ostéoporose, plus tôt vous commencerez à la traiter rapidement, plus vous augmenterez vos chances de réduire la progression de perte osseuse et de stabiliser votre état.

Il fut un temps où la seule façon de dépister l'ostéoporose consistait à se fracturer un os. À ce stade, certaines parties de votre squelette étaient déjà faibles. Heureusement, les choses ont changé. Un test de densité osseuse appelé ostéodensitométrie peut déterminer si vous êtes atteint d'ostéoporose avant qu'une fracture ne se produise. Il peut aussi vous révéler si votre densité osseuse est suffisamment faible pour présenter des risques d'ostéoporose. Ce niveau de risque est connu sous le nom d'ostéopénie.

Un médecin peut aussi en apprendre beaucoup sur votre santé osseuse en vous faisant passer un examen médical complet. Cette évaluation peut être effectuée avant ou après le test de densité osseuse et constitue l'un des meilleurs moyens d'identifier des causes secondaires d'ostéoporose.

Après avoir évalué les résultats des tests et effectué un examen physique complet, votre médecin sera en mesure de répondre avec précision à toute question concernant la santé de vos os. Le présent chapitre et le suivant décrivent en détails les tests de densité osseuse.

Dépistage vs. diagnostic

Avant d'entrer dans les détails des tests de densité osseuse, il est important que vous sachiez distinguer clairement les termes *dépistage* et *diagnostic*.

Tests de dépistage

Le terme dépistage fait référence à un test qu'on fait passer à une personne qui ne présente aucun symptôme apparent de maladie. Si les résultats du test sont anormaux, ils pourraient révéler la présence d'un problème insoupçonné. Quelquefois, les tests de dépistage sont moins précis, mais également moins coûteux que les tests diagnostiques. De façon générale, vous passerez un test de dépistage si vous présentez certains facteurs de risques sans symptômes apparents. Ainsi, vous pourriez être une femme d'âge moyen avec des antécédents familiaux d'ostéoporose, mais vous ne vous êtes pas brisé un os, subi une réduction de la taille ou éprouvé un mal de dos soudain. Vous devriez songer à passer un test de dépistage de l'ostéoporose au moins une fois dans votre vie. Toutefois, vous devez savoir que les médecins ne s'entendent pas toujours sur le moment exact auquel un test de dépistage devrait être effectué.

Le dépistage d'une densité osseuse faible s'effectue au moyen d'un ostéodensitomètre. Vous n'avez pas besoin d'être référé par votre médecin et vous pouvez effectuer le test vous-même au moyen d'un ostéodensitomètre de petite taille qu'il est possible de trouver dans certains magasins de vente au détail. Si les résultats de votre test de dépistage sont normaux, conservez vos habitudes saines afin de maintenir vos os en santé. Si les résultats laissent supposer que vos os sont plus faibles qu'ils le devraient compte tenu de votre âge et de votre sexe, vous devriez communiquer avec votre médecin pour passer un test plus approfondi.

Tests diagnostiques

Des tests diagnostiques sont exécutés sur les personnes qu'on soupçonne atteintes d'une maladie en raison de la présence de certains symptômes et facteurs de risques. Les tests diagnostiques sont souvent plus précis et plus coûteux que des tests de dépistage. Si vous avez plus de 40 ans et que vous vous brisez un os, vous devrez probablement passer un test diagnostique d'ostéoporose. Le test de densité osseuse et un examen physique complet tenant compte de vos antécédents médicaux constituent les principaux outils de diagnostic.

Plus tard dans ce chapitre, nous vous expliquerons pourquoi cette évaluation exhaustive est si importante pour établir un diagnostic.

Des tests diagnostiques sont effectués pour :
- Confirmer que vous souffrez d'ostéoporose
- Déterminer la gravité de la faiblesse de votre densité osseuse
- Connaître votre niveau de densité osseuse de base

Le test sera planifié et effectué par votre médecin au moyen d'un densitomètre plus précis que celui que vous avez utilisé pour le dépistage.

Qu'est-ce qu'un test de densité osseuse ?

Le test de densité osseuse permet à votre médecin de prédire la santé future des os. En observant les résultats du test, il ou elle pourra vous dire si vous souffrez ou non d'ostéoporose et vous indiquer s'il y a ou non danger de fracture.

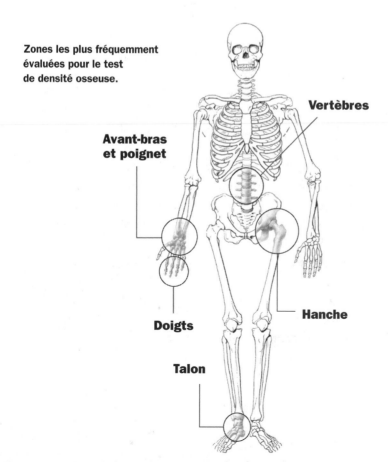

Zones les plus fréquemment évaluées pour le test de densité osseuse.

Vertèbres

Avant-bras et poignet

Hanche

Doigts

Talon

Le test de densité osseuse est simple, rapide et s'effectue sans douleur. Il emploie des rayons X spéciaux pour mesurer la quantité de grammes de calcium et d'autres minéraux appelés collectivement teneur minérale osseuse, qui sont entassés dans un centimètre carré d'os. Un gramme correspond environ à $1/28^e$ d'une once et un centimètre équivaut à $6/16^e$ de pouce. Les termes teneur osseuse et densité osseuse sont souvent employés de façon interchangeables. Plus la teneur minérale est élevée, plus les os sont denses. Plus les os sont denses, plus ils sont solides et moins il y a de risques de fracture.

Les tests de densité osseuse sont généralement effectués sur les os qui sont les plus vulnérables à une fracture ostéoporotique. Ces sites comprennent les vertèbres lombaires, situées dans le bas de la colonne vertébrale, le col étroit de l'os fémoral, contigu à la hanche et les os du poignet ou de l'avant-bras.

Qui devrait passer un test ?

Idéalement, tous les adultes que l'on suppose vulnérables à l'ostéoporose devraient passer un test de densité osseuse. Le fait de passer un test de densité osseuse à un âge relativement jeune laisse plus de temps pour entreprendre des mesures préventives et permettre à ces mesures de fonctionner. Il s'agit également de la première et de la meilleure démarche envers un diagnostic et un traitement. N'oubliez surtout pas que si la progression de l'ostéoporose peut être retardée, vous devez adopter des mesures préventives.

Nous recommandons aux personnes présentant les profils suivants de passer un test de densité osseuse :

- Toutes les femmes adultes âgées de moins de 65 ans.
- Toute personne de plus de 40 ans qui s'est fracturée un os et qui accepte de suivre un traitement thérapeutique pour l'ostéoporose.
- Toutes les femmes, tous les hommes et tous les enfants présentant des risques élevés d'ostéoporose. Toute personne présentant un ou deux facteurs de risques est généralement perçue comme présentant des risques élevés.
- Toutes les femmes, tous les hommes et tous les enfants qui prennent ou prendront bientôt des corticostéroïdes.
- Tous les jeunes adultes qui, pour une raison ou une autre, présentent un faible niveau (une faible concentration) d'œstrogène ou de testostérone.
- Tous les adultes atteints d'une maladie reconnue pour réduire la masse osseuse et augmenter les risques de fracture.

Que révèle un test de densité osseuse ?

Un test de densité osseuse produit un instantané du contenu minéral d'une section d'un os spécifique à un moment précis dans le temps. Cet instantané peut :

- Déterminer si les os de parties spécifiques de votre squelette présentent une densité osseuse faible, peu importe que vous vous soyez ou non fracturé un os dans cette région.
- Déterminer si vous êtes atteint d'ostéoporose.

Si vous passez un ou plusieurs des tests sur une base annuelle, les résultats peuvent être comparés et employés pour :

- Identifier des changements susceptibles de se produire sur une certaine période de temps au niveau de la densité osseuse.
- Évaluer la réaction de votre densité osseuse au traitement.

Si vous êtes une femme, songez à passer ce test avant d'atteindre la ménopause, et ce même si vous ne présentez aucun facteur de risque. La ménopause survient généralement vers l'âge de 50 ans. Il est préférable de passer un test auparavant si vous présentez un risque élevé d'ostéoporose, si vous vous êtes fracturé un os ou si vous constatez une réduction de votre taille.

Toute femme postménopausée qui se brise un os doit passer un test, car l'ostéoporose sera la première cause envisagée pour cette fracture. Si l'ostéoporose s'avère être la cause, le test permettra d'établir la gravité de votre état.

Le test de densité osseuse est généralement effectué plus d'une fois au cours d'une vie. Même si le test initial détermine que votre densité osseuse est normale, vous devez prévoir un autre test environ 5 ans après le premier. Des tests de densité osseuse passés à plusieurs années d'intervalle sont en mesure de révéler le rythme de perte osseuse, lequel est un indicateur précieux quant aux risques de fracture.

La fréquence de tests subséquents dépend de l'âge et du type de facteur de risque. Une période minimale de 1 à 2 ans est nécessaire pour percevoir une augmentation ou une réduction de densité sur un os touché par l'ostéoporose. Si vous prenez des médicaments pour traiter l'ostéoporose, vous pourriez tirer profit d'un test de densité osseuse chaque année durant les premières années du traitement, jusqu'à ce que vous ayez la certitude que votre masse osseuse soit stable. Ensuite, les tests peuvent être moins fréquents. Si vous prenez des corticostéroïdes, il est recommandé que vous passiez un test chaque année.

Seul un infime pourcentage des adultes atteints d'ostéoporose ou qui présentent des risques fait l'objet d'un dépistage, d'un diagnostic et d'un traitement appropriés. Cette situation est due en partie au fait que trop peu de gens passent des tests de densité osseuse. Dans une étude menée sur 34 000 femmes âgées de plus de 50 ans, 2 % seulement des participantes avaient déjà passé un test de densité osseuse et ceci en dépit du fait que 44 % de ces femmes présentaient un ou plusieurs facteurs de risques de densité osseuse faible.

Comment se faire tester ?

La meilleure façon d'obtenir un test de densité osseuse, c'est par l'intermédiaire de votre médecin. Celui-ci ne pense pas toujours à faire passer un test de densité osseuse dans le cadre d'un examen physique régulier et vous devrez communiquer avec lui pour lui faire part de votre intention. Ne vous gênez surtout pas pour poser des questions au sujet de ce test, surtout si vous vous êtes fracturé un os, approchez de la ménopause ou désirez simplement un dépistage.

La plupart des tests ont lieu dans des hôpitaux, généralement au département de radiologie. Certains hôpitaux ont des programmes spéciaux consacrés à l'ostéoporose, lesquels font souvent partie d'un centre de santé pour femmes. Quelques villes importantes possèdent des centres spécialisés en ostéoporose, indépendants des hôpitaux. Les endocrinologues, des médecins spécialisés au niveau du système hormonal corporel sont aussi formés pour dépister, diagnostiquer et traiter l'ostéoporose. Un médecin spécialisé dans ce domaine représente un bon choix.

Cependant, vous n'avez pas besoin d'un médecin pour obtenir ce test et vous pouvez le faire par vous-même au moyen d'un ostéodensitomètre périphérique qui, faut-il le mentionner, n'est pas aussi précis que les appareils souvent employés dans les hôpitaux. Ces appareils portatifs sont de plus en plus faciles à trouver dans les pharmacies, les centres commerciaux, les foires commerciales sur la santé et d'autres endroits faciles d'accès. Ces appareils ne sont pas en mesure de déterminer si vous êtes atteint ou non d'ostéoporose, mais ils procurent suffisamment d'information pour effectuer un dépistage et décider si d'autres tests plus poussés sont nécessaires.

Combien coûte ce test ?

Le coût des tests de densité osseuse varie de 5 $ à 200 $, selon l'endroit où vous le passez et le type d'appareil employé. Certains régimes d'assurance-santé paient pour les tests, mais d'autres ne le font pas. Vous pouvez demander à l'administrateur du régime de santé si le test de densité osseuse est couvert et, le cas échéant, quel pourcentage est payé. Cette information apparaît possiblement dans votre notice explicative des avantages sociaux.

Les régimes d'assurance-santé privés se conforment souvent aux directives du Régime public d'assurance-maladie quant aux frais exigés. La couverture dépend aussi du genre de test, soit de dépistage ou diagnostique. Le test est souvent dit de dépistage si vous ne présentez aucun symptôme et que les résultats confirment que vous n'êtes pas atteint d'ostéoporose. Toutefois, si vous présentez des symptômes, le test est considéré comme étant diagnostique.

Comment puis-je avoir de l'information ?

La Société de l'ostéoporose du Canada (SOC), organisme national sans but lucratif, est une source prééminente d'informations fiables au sujet de l'ostéoporose au Canada. À l'aide d'une grande variété de ressources et de programmes destinés à la population et aux professionnels de la santé, la Société vise l'éducation, l'autonomisation et le soutien des individus et des communautés dans le domaine de la prévention et du traitement de l'ostéoporose. La SOC envisage un avenir où tous les Canadiens et Canadiennes auront accès aux meilleures informations sur l'ostéoporose, de même qu'aux meilleurs soins et soutien, pour pouvoir prendre des décisions éclairées concernant la santé de leurs os et demeurer actifs, autonomes et productifs.

Si vous avez des questions, veuillez nous contacter à l'aide de notre ligne d'information sans frais ou visitez notre site Internet.

Pour contacter la Société de l'Ostéoporose du Canada, veuillez communiquer avec votre bureau local de la Société ou avec le bureau national à l'adresse suivante :

La Société de l'Ostéoporose du Canada
(416) 696-2663
1-800-977-1778
www.osteoporosis.ca

Quel est le fonctionnement d'un ostéodensitomètre ?

Un appareil nommé ostéodensitomètre est employé pour tester la densité osseuse. La plupart des ostéodensitomètres mesurent le niveau d'absorption d'une faible dose de rayons X lorsqu'ils traversent l'os. La quantité d'énergie rayonnante qui pénètre l'os est alors comparée à la quantité d'énergie qui quitte l'os. Plus l'os est dense, plus il absorbe d'énergie rayonnante.

Pourquoi ne pas utiliser des rayons X ordinaires pour effectuer un test de densitométrie osseuse ? Les rayons X ordinaires dégagent une énergie supérieure et optimale pour se prêter à de nombreuses fonctions d'imagerie. Toutefois, l'énergie des rayons X ordinaires n'est pas assez sensible pour détecter une densité osseuse faible, qui a perdu de 25 à 40 % de sa teneur minérale, ce qui représente un stade ostéoporotique avancé.

La charge de rayonnement des faisceaux de rayons X employés dans les tests d'ostéodensitométrie est très faible et ne représente qu'une fraction du rayonnement utilisé pour une radiographie pulmonaire ordinaire. Généralement, il n'est pas nécessaire de porter un tablier protecteur et la personne qui fait passer le test n'a pas besoin de quitter la pièce.

Tous les tests de densitométrie osseuse se font rapidement, sans douleur et sont non-effractifs, ce qui veut dire que rien ne traverse le revêtement cutané pendant le test. Généralement, ces tests prennent de 1 à 15 minutes, selon le type d'ostéodensitomètre employé, ceci sans tenir compte du temps nécessaire pour remplir les formulaires et des autres travaux préparatoires.

À l'hôpital, un radiologiste, un endocrinologue ou un autre spécialiste des os procédera à l'évaluation de vos résultats. Dans la plupart des cas, c'est le médecin personnel lui-même qui divulgue les résultats. S'ils indiquent une perte osseuse, celui-ci peut prescrire un plan de traitement pour ralentir la progression si la perte est causée par l'âge ou la ménopause. Si l'hyperparathyroïdie ou une autre cause secondaire est responsable de ces pertes osseuses, votre médecin pourrait vous envoyer consulter un endocrinologue.

Types d'ostéodensitomètres

Il existe plusieurs types d'ostéodensitomètres de dimensions et de fiabilité diverses. Certains sont plus précis pour mesurer la densité d'os particuliers.

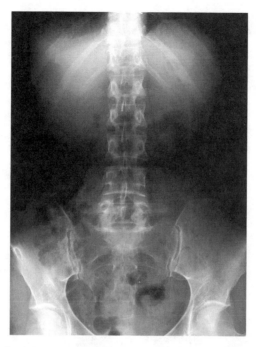

Cette image du bassin et de la colonne vertébrale montrent des zones où les os sont plus denses (zones plus pâles) et d'autres plus poreuses (zones plus foncées).

Ostéodensitomètres centraux

Les ostéodensitomètres centraux sont relativement larges, suffisamment pour que vous puissiez vous y allonger. On les retrouve habituellement dans les hôpitaux ou dans les bureaux des spécialistes des maladies des os. Comme leur nom le suggère, ils sont souvent employés pour mesurer la densité des parties centrales, stabilisantes du squelette, telles la colonne vertébrale et la hanche. Cependant, ces appareils peuvent également être employés pour tester tous les os du corps. Les ostéodensitomètres centraux procurent les tests de densité osseuse les plus fiables et sont efficaces pour prévoir les risques potentiels de fracture ostéoporotique. Ces tests coûtent habituellement de 125 $ à 200 $.

L'absorptiométrie biénergétique à rayons X et la tomodensitographie quantitative sont deux types d'ostéodensitomètres centraux. Cette procédure est la plus efficace pour mesurer la densité osseuse et les médecins se fient habituellement à l'absorptiométrie pour diagnostiquer l'ostéoporose. L'emploi de deux faisceaux de rayons X différents augmente la précision de cette mesure. Cet instrument peut détecter un changement

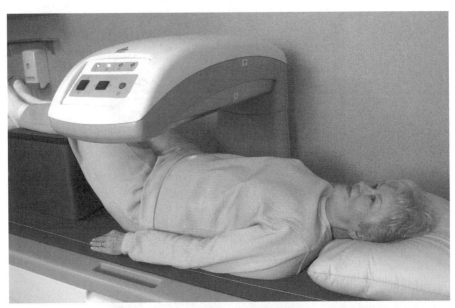

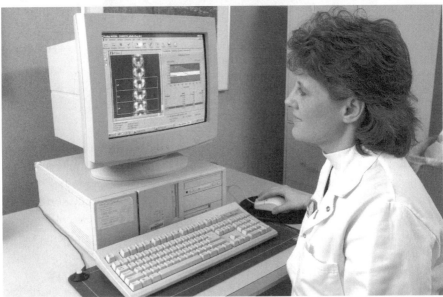

L'absorptiométrie biénergétique à rayons X (DEXA) est la procédure la plus précise pour dépister ou diagnostiquer l'ostéoporose. Pour mesurer la densité de votre colonne vertébrale, vous devez vous allonger sur le dos avec les jambes surélevées sur un cube en mousse (*voir* photo du haut). Le bras de l'appareil d'absorptiométrie bioénergétique à rayons X placé au-dessus de votre colonne vertébrale détectera l'énergie de la source de rayons X située sous la table. Cette information est transmise à un ordinateur (*voir* photo du bas). Une image de l'os apparaîtra à l'écran de l'ordinateur avec un tableau récapitulatif des mesures de densité osseuse et une courbe qui compare les mesures du patient aux mesures normales en fonction de son âge. Pour plus d'information sur les résultats des tests de densité osseuse, consultez le chapitre 6.

Scintigraphies osseuses et ponctions de la mœlle osseuse

Les tests de densité osseuse sont différents des scintigraphies osseuses et des ponctions de la mœlle osseuse. Les scintigraphies osseuses sont souvent employées pour diagnostiquer un cancer ou parfois des maladies rares des os. Une quantité infime de teinture radioactive injectée dans le circuit sanguin s'amasse dans les os, ce qui permet au radiologue d'identifier les zones problématiques. L'exposition d'un os à la radiation est très faible, de façon très similaire à un test de densité osseuse.

Une ponction de la mœlle osseuse est une procédure qui emploie une aiguille creuse pour prélever un petit échantillon de tissu osseux de la hanche. Cet échantillon est soumis à un test afin de vérifier si vous avez d'autres maladies osseuses comme l'ostéomalacie qui est un amollissement des os causé par diverses autres maladies.

---

infime de 3 à 5 % dans la densité osseuse entre deux scintigrammes consécutifs. Pendant que vous vous allongez sur une plate-forme matelassée, des bras mécaniques contenant un émetteur de rayons X (placé sous la table) et un détecteur de rayons X (placé au-dessus de votre corps) sont alignés de façon appropriée. Plus les os sont en santé, moins ils sont traversés par l'énergie des rayons X. La quantité d'énergie des rayons X absorbée par l'os est mesurée afin de déterminer la densité osseuse. En utilisant les équipements les plus récents, il faut de 3 à 6 minutes pour obtenir un résultat précis lorsqu'on passe un **test d'absorptiométrie (DEXA).**

Le test d'absorptiométrie est habituellement utilisé pour les vertèbres lombaires, qui constituent la partie inférieure de la colonne vertébrale et pour le col étroit de l'os fémoral, situé juste sous l'articulation de la hanche. Cette partie du fémur est le meilleur indice de risque de fracture de la hanche, qui est la plus sérieuse complication de l'ostéoporose. Un test d'absorptiométrie de la hanche est souvent effectué pour prévoir les risques de fracture des autres os. En raison de son efficacité, le test d'absorptiométrie est le préféré pour obtenir un mesurage de départ de la densité osseuse pour toute personne qui commence à prendre des médicaments pour traiter l'ostéoporose.

Tomodensitographie quantitative (QCT). Cette procédure mesure la densité de l'os au moyen d'une tomographie numérisée. Le patient est allongé sur une table mobile matelassée qui se glisse dans un grand réceptacle où les mesures sont prises. Les radiographies sont prises de tous les angles. Un logiciel spécialisé en densité osseuse traite ces images et les combine en un seul scintigramme qui sert à évaluer la structure osseuse. Ce test prend généralement moins de 10 minutes.

La tomodensitographie quantitative est souvent employée pour mesurer la densité osseuse des vertèbres et la partie de l'os fémoral située sous la hanche. Les résultats des tests servent souvent à évaluer la réaction d'un patient à un traitement. Ce test est plus coûteux que les autres densitomètres et il expose le corps à un rayonnement plus puissant.

Ostéodensitomètres périphériques

Les ostéodensitomètres périphériques sont plus petits et moins coûteux que les ostéodensitomètres centraux. Ils sont employés pour mesurer la densité osseuse des parties situées en périphérie du squelette, comme le doigt, le poignet et les os du talon. Les ostéodensitomètres périphériques ne sont pas aussi précis que les ostéodensitomètres centraux dans la prédiction des fractures de la hanche, mais suffisamment précis pour détecter (dépister) tout risque d'ostéoporose.

Des ostéodensitomètres périphériques sont en vente dans les pharmacies et autres commerces de détail, prêts à être utilisés. Un ostéodensitomètre périphérique coûte généralement de 20$ à 40$. Parfois, ce type de test est offert gratuitement ou pour quelques dollars seulement dans le cadre de promotions en magasin ou dans des foires commerciales. Si les résultats d'un test périphérique révèlent une faible densité osseuse, vous devrez passer un test au moyen d'un ostéodensitomètre central qui vous permettra d'obtenir un résultat plus précis et vous aidera à déterminer en compagnie de votre médecin quelles sont les mesures préventives nécessaires pour prévenir ou traiter la maladie. Il existe plusieurs types de tests d'ostéodensitométrie périphérique :

Ultrasons quantitatifs. Cette procédure est souvent appelée ultrasons du talon, car elle est fréquemment employée pour mesurer l'os du talon. Plutôt que d'émettre des rayons X, l'appareil émet des ondes acoustiques à haute fréquence à travers le talon pendant que le patient a le pied posé, nu, sur l'instrument. Plus l'os est dense, plus les ondes acoustiques sont renvoyées rapidement à l'appareil.

Il s'agit d'un type d'ostéodensitomètre très récent, portatif, abordable et facilement accessible qui mesure la densité osseuse en moins d'une minute. Les ultrasons quantitatifs représentent un moyen de dépistage simple si vous croyez présenter des risques d'ostéoporose. Toutefois, cette méthode n'est pas assez précise pour établir avec certitude un diagnostic d'ostéoporose ou d'ostéopénie du squelette central ou évaluer les résultats d'un traitement.

L'ultrason du talon est presque aussi fiable que le test d'absorptiométrie pour prédire un risque de fracture de la hanche ou de tout autre os qui ne fait pas partie de la colonne vertébrale. L'appareil à utrasons quantitatifs

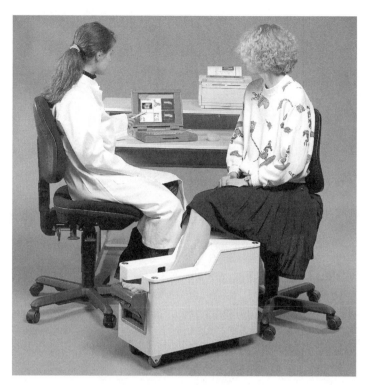

Les appareils à ultrasons quantitatifs constituent un moyen rapide, simple et efficace de dépister l'ostéoporose.

n'est pas capable de mesurer les changements dans le squelette central sur une longue période ou d'établir si les os réagissent favorablement à une médication. Vu que l'os du talon est soumis à une pression constante, supportant le poids de la partie supérieure de votre corps, cet appareil n'est pas assez sensible pour prédire ces types de changements au niveau de la densité minérale osseuse.

Absorptiométrie biénergétique à rayons X périphériques. Cette procédure emploie un tomodensitomètre portatif. Utilisant des rayons X, l'absorptiomètre biénergétique périphérique mesure la densité osseuse des doigts, des poignets ou du talon. Ce test prend environ 3 minutes et est suffisamment précis pour dépister tout risque d'ostéoporose.

Tomodensitographe quantitatif périphérique. Cette procédure rarement utilisée emploie un tomodensitographe portatif pour mesurer la densité osseuse du poignet ou de la main. Le patient est assis et sa main, son poignet ou son avant-bras sont placés à l'intérieur de la machine, les rayons X traversent l'os et l'appareil calcule la densité osseuse. Cette procédure prend environ 10 minutes. Ces machines sont plus utilisées en Europe qu'en Amérique du Nord.

Types d'ostéodensitomètres

Technique	Abréviation	Régions testées fréquemment
Centrale		
Absorptiométrie biénergétique à rayons X	DEXA	Colonne vertébrale, hanche, avant-bras et tout le corps
Tomodensitographie quantitative	QCT	Colonne vertébrale et hanche
Périphérique		
Ultrasons quantitatifs	QUS	Talon
Absorptiométire biénergétique à rayons X périphérique	pDEXA	Doigt, poignet ou talon
Tomodensitographie quantitative périphérique	pQCT	Poignet ou avant-bras
Absorptiométrie radiographique	RA	Poignet ou main

Tomodensitographe quantitatif périphérique. Cette procédure rarement utilisée emploie un tomodensitographe portatif pour mesurer la densité osseuse du poignet ou de la main. Le patient est assis et sa main, son poignet ou son avant-bras sont placés à l'intérieur de la machine, les rayons X traversent l'os et l'appareil calcule la densité osseuse. Cette procédure prend environ 10 minutes. Ces machines sont plus utilisées en Europe qu'en Amérique du Nord.

L'absorptiométrie à rayons X. Cette procédure emploie des rayons X ordinaires pour mesurer la densité osseuse du poignet ou de la main. Vu que les rayons X ordinaires ne sont pas aussi sensibles que les rayons utilisés par d'autres types de densitomètres, une petite plaque d'aluminium est placée à côté de la main comme référence de densité osseuse. Les résultats de ce test comparent la densité de l'os avec la densité de l'aluminium. Cette procédure prend de 2 à 3 minutes.

Quel est le test qui vous convient?

Quel est le type de test de densité osseuse le plus approprié en fonction de votre âge et de la raison pour laquelle vous êtes testé? Peut-être êtes-vous inquiet parce que vous présentez des facteurs de risques élevés qui vous rendent vulnérables à l'ostéoporose ou quant à la solidité d'un os en particulier. Il est également possible que vous ne présentiez aucun facteur de risque, mais que vous soyez simplement curieux. Voici un guide qui vous aidera à prendre votre décision:

Si vous ne présentez aucun facteur de risque. Si vous ne présentez aucun facteur de risque d'ostéoporose et que vous ne vous êtes jamais fracturé un os, un dépistage périphérique moins coûteux comme l'absorptiométrie biénergétique à rayons X périphérique (pDEXA) ou la tomodensitographie quantitative périphérique (QUS), est généralement suffisant. Si les résultats indiquent une densité osseuse faible, vous et votre médecin pourrez convenir de tests plus précis avec un densitomètre central, par exemple un absorptiomètre biénergétique à rayons X (DEXA).

Si vous êtes inquiet de la solidité d'un os en particulier. Passez un test avec l'appareil qui mesure cette partie du squelette avec le plus d'exactitude. Votre médecin peut vous conseiller. Si vous êtes inquiet d'un risque de fracture dans l'ensemble de votre corps, un test d'absorptiométrie biénergétique à rayons X représente le meilleur indicateur quant à la possibilité de fracture du col fémoral, contigu à la hanche.

Si vous présentez des facteurs de risques multiples ou que vous vous êtes fracturé un os. Si vous croyez être atteint d'ostéoporose, votre médecin peut vous organiser un test de DEXA, et ce même si le résultat de votre test périphérique était normal. Une femme dont l'âge est inférieur à 65 ans est plus susceptible de se fracturer des vertèbres et un test d'absorptiométrie de la colonne vertébrale constitue le moyen le plus fiable de s'en assurer. Chez les femmes âgées de 65 ans et plus, les fractures de la hanche sont de plus en plus fréquentes et un DEXA pourrait être plus révélateur.

Le DEXA peut mesurer avec exactitude la densité osseuse dans d'autres parties du squelette, ce qui est une bonne chose puisque l'ostéoporose a tendance à toucher différentes parties du squelette à diverses périodes. De plus, diverses parties du squelette perdent de la masse osseuse à des rythmes différents, surtout chez les femmes postménopausées. Voilà pourquoi il est souvent indiqué de tester plus d'une région du squelette. Votre densité osseuse peut être normale dans une partie du squelette, mais anormale dans une autre.

Si vous soupçonnez une ostéoporose secondaire. Une ostéoporose secondaire peut être attribuable à une cause connue comme une maladie, une intervention chirurgicale ou un médicament. Votre médecin choisira le test approprié en fonction de ce qu'il croit être la cause de la perte osseuse. Ainsi, si vous êtes atteint d'hyperparathyroïdie, vous perdez surtout du tissu cortical et un DEXA de votre avant-bras pourrait s'avérer la meilleure option, vu que votre avant-bras est principalement formé de tissu cortical.

Si vous avez obtenu un diagnostic d'ostéoporose. Si vous êtes atteint d'ostéoporose, votre médecin pourrait planifier des tests périodiques de la hanche, de la colonne vertébrale et du poignet, qui représentent les principales régions vulnérables aux fractures, à effectuer au moyen du DEXA. Si les tests sont effectués sur une période de plusieurs années, vous obtiendrez de meilleurs résultats avec le même densitomètre, employé par le même technicien qui testera le même os, car les résultats sont légèrement différents d'une machine à l'autre. Les experts en densitométrie en sont encore à essayer de trouver un moyen de comparer les résultats des tests passés avec différents densitomètres.

Si vous vérifiez les effets d'une médication. Si vous prenez des médicaments comme des bisphosphonates ou du tériparatide, le test le plus approprié est une densitométrie centrale de la colonne vertébrale. L'os trabéculaire de la colonne vertébrale révèle le mieux les effets de la médication. Une densitométrie périphérique serait peu utile, car elle n'est pas suffisamment précise pour donner cette information.

Historique et évaluation physique

Beaucoup de gens croient à tort qu'un test de densité osseuse suffit à diagnostiquer l'ostéoporose. Il est vrai que le test peut confirmer un état de densité osseuse faible, mais est-il en mesure d'en révéler la cause ? Y a-t-il des facteurs concernant votre état de santé général ou votre style de vie qui empire les choses ? Pour répondre à cette question, vous devrez passer un examen médical complet, y compris une évaluation physique complète de l'état de santé actuel et des antécédents médicaux.

Il s'agit d'un examen approfondi des systèmes et des organes corporels. Vous devrez probablement passer des analyses de sang et d'urine. Préparez-vous à décrire tout problème de santé dont vous pourriez être affligé. Durant l'examen, le médecin vous posera des questions sur vos antécédents médicaux personnels ainsi que les antécédents médicaux de vos proches parents. Vous serez interrogé sur les médicaments que vous prenez, sur ce que vous mangez, sur votre activité physique ainsi que votre consommation de tabac et d'alcool. Soyez honnêtes dans vos réponses. Le rôle de votre médecin n'est pas de vous juger, mais bien d'établir vos risques d'ostéoporose et d'identifier d'autres maladies qui pourraient être responsable des symptômes.

Qu'aura appris votre médecin à la fin de l'évaluation physique complète de l'état de santé actuel et des antécédents médicaux ? Pour commencer, il aura identifié ou éliminé plusieurs des troubles susceptibles d'être des causes secondaires d'ostéoporose. Cette évaluation aidera aussi votre médecin à décider si vous devez passer un autre test de densité osseuse, les parties de votre squelette qui doivent être testées et le type de densitomètre qui doit être employé. Ce test permettra également à votre médecin d'interpréter les résultats de votre test de densité osseuse. Sans une évaluation physique complète de votre état de santé actuel et de vos antécédents médicaux, votre test serait moins utile et risquerait même d'être mal interprété.

Tests avec des marqueurs d'os

Les tests avec des marqueurs d'os mesurent le taux de renouvellement ou rotation des os. Les résultats de ces tests n'indiquent pas la tendance du cycle de remodelage osseux, à savoir si les gains sont supérieurs aux pertes, la seule indication que vous aurez, c'est qu'il y a un changement. Ces résultats ne constituent pas toujours le type d'information dont votre médecin a besoin pour connaître la santé de vos os. Les tests avec des marqueurs sont donc utilisés moins souvent que les tests de densité osseuse dans le dépistage et le traitement de l'ostéoporose.

Voici la procédure d'un test avec marqueurs d'os. Le cycle de remodelage osseux libère des résidus chimiques dans le circuit sanguin et l'urine. Ces résidus sont des restants du matériel qui forme l'os, tout comme les hormones et les enzymes associées au cycle de remodelage osseux. Les résultats de ces tests indiquent le niveau auquel la résorption ou la formation osseuse se produisent. Si vous savez déjà que vous subissez des pertes osseuses au moment de passer le test avec les marqueurs, un taux élevé de renouvellement indique une perte osseuse plus rapide.

Les tests avec marqueurs d'os ne peuvent être employés pour le dépistage de l'ostéoporose et ne sont pas utilisés dans la gestion quotidienne de cette maladie. Ils ne peuvent se substituer à des tests de densité osseuse.

Qui devrait passer un test avec des marqueurs d'os ?

La documentation sur les tests avec des marqueurs d'os peut donner l'impression qu'il s'agit de procédures courantes et qu'il est possible d'aller chez votre médecin et de lui en demander un. Toutefois, ce n'est pas le cas. En réalité, si vous êtes atteint d'un des types les plus courants d'ostéoporose associés au vieillissement et à la ménopause, vous n'avez probablement pas besoin de passer de test avec des marqueurs. Votre médecin pourrait vous recommander un test avec des marqueurs uniquement pour savoir si votre taux de renouvellement osseux se fait de façon accélérée.

Les tests avec des marqueurs d'os sont utiles si votre perte osseuse est liée à une maladie dont les conséquences sur votre squelette ne sont pas connues. Les marqueurs peuvent indiquer si la maladie joue un rôle sur le taux de renouvellement. Ces tests sont également utiles pour évaluer le traitement de votre maladie.

Les tests avec des marqueurs d'os ne sont généralement d'aucune utilité pour prédire les risques de fracture, bien qu'ils soient parfois employés lorsque les résultats sont comparés avec un test de densité osseuse de la hanche. Les femmes postménopausées, dont les taux de renouvellement osseux sont les plus élevés présentent souvent les niveaux de perte osseuse les plus importants.

Types

Certains tests avec des marqueurs d'os mesurent les résidus de formation osseuse et d'autres mesurent les résidus de la résorption osseuse. Certains mesurent les résidus dans l'urine et d'autres dans le sang. Les tests avec des marqueurs sont peu douloureux et non effractifs. Toutefois, plusieurs facteurs, y compris le régime alimentaire, le moment de la journée pendant lequel le test est effectué et chez les femmes, le cycle menstruel, influencent les résultats de ces tests et en limitent l'efficacité.

Établissement d'un diagnostic

De tous les outils dont dispose votre médecin pour diagnostiquer l'ostéoporose, c'est le test de densité osseuse combiné à l'évaluation physique complète de l'état de santé actuel et des antécédents médicaux qui est le plus important. Un scintigramme DEXA de la hanche représente généralement le meilleur test de densité osseuse pour évaluer les risques de fracture et à partir de cette information, déterminer si vous avez l'ostéoporose. L'évaluation physique complète de l'état de santé actuel et des antécédents médicaux établit votre état de santé général et peut aider votre médecin à détecter une maladie susceptible de causer l'ostéoporose. Les tests avec des marqueurs d'os peuvent aussi informer votre médecin de la présence d'une cause secondaire.

Une fois que vous aurez passé votre test de densité osseuse, vous devrez probablement faire une visite de suivi chez votre médecin afin de discuter des résultats du test. Vous tirerez un meilleur profit de cette discussion si vous comprenez la signification de l'ensemble des chiffres et des lignes apparaissant sur votre copie imprimée. Vous en saurez davantage à ce sujet en lisant le prochain chapitre.

Chapitre 6

Interprétation des résultats de votre test

Supposons que vous ayez passé un test de densité osseuse. Vous obtenez les résultats et vous êtes médusé devant tous ces chiffres et ces lignes! Quelle en est la signification? Bien que la densité osseuse ne soit pas le seul facteur qui détermine la solidité des os, il est le seul qui puisse être mesuré. Les chiffres et les lignes apparemment incompréhensibles qui apparaissent sur les imprimés de vos résultats fournissent à votre médecin une mesure précise de votre densité osseuse ainsi que de l'information sur l'état de santé de votre squelette.

Voilà pourquoi les tests de densité osseuse sont si importants pour les médecins afin de déterminer s'ils doivent ou non établir un diagnostic d'ostéoporose. Rappelons qu'un test de densité osseuse mesure le volume du contenu minéral comme le calcium et le phosphate, entassé dans un centimètre carré d'os. Plus les os sont denses, plus ils sont solides et moins ils sont susceptibles de se briser. Des critères précis ont été établis pour interpréter ces mesures. Les deux chiffres de ces tests qui retiennent le plus l'attention sont les indices T et Z.

Un test de densité osseuse peut également s'avérer utile pour évaluer les risques de fracture. Une densité osseuse très faible dans toute partie du squelette laisse présager une possibilité élevée de fracture osseuse dans cette région ou ailleurs. Ainsi, si le test de densité osseuse de la hanche révèle une densité faible, les risques de vous briser la hanche ou de vous fracturer une vertèbre sont élevés.

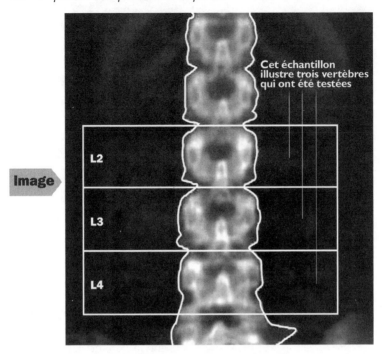

Cet échantillon illustre trois vertèbres qui ont été testées

L2

Image

L3

L4

Les principaux éléments d'un test de densité osseuse de la colonne vertébrale comprennent une image de l'os testé (*voir* ci-dessus), un tableau récapitulatif et un graphique (page suivante). Ce test d'absorptiométrie biénergétique à rayons X (DEXA) indique une personne au début de la quarantaine qui présente une bonne densité osseuse dans la région lombaire de la colonne vertébrale.

Ce que vous voyez sur les résultats de votre test

Les résultats d'un test de densité osseuse comprennent au moins trois éléments : une image noir et blanc, un tableau récapitulatif des chiffres de densité osseuse et une courbe graphique. Ce sont ces éléments que votre médecin voit à l'écran de l'ordinateur au moment où vous passez votre test de densité.

L'image en noir et blanc est la représentation graphique d'une densité osseuse. Dans l'exemple illustré ci-dessus, on voit que le test a été effectué sur la colonne vertébrale. Des rectangles blancs sont superposés sur l'image de trois des vertèbres. Les étiquettes L2, L3 et L4 indiquent que pour ce test, la densité osseuse a été mesurée sur les deuxième, troisième et quatrième vertèbres dans la région lombaire de la colonne vertébrale.

Les étiquettes L2, L3 et L4 sont également présentes dans le tableau récapitulatif de cet exemple. La deuxième colonne, dans laquelle vous trouverez les valeurs de densité osseuse réelles pour chacune des vertèbres mesurées. D'autres colonnes indiquent ce qu'on appelle les indices T et Z,

Région	Densité osseuse	Indice T pour un jeune adulte	Indice Z pour une personne du même âge
L2	**1.270**	**0.6**	**1.1**
L3	**1.243**	**0.4**	**0.9**
L4	**1.301**	**0.8**	**1.3**
L2-L4	**1.272**	**0.6**	**1.1**

Tableau récapitulatif

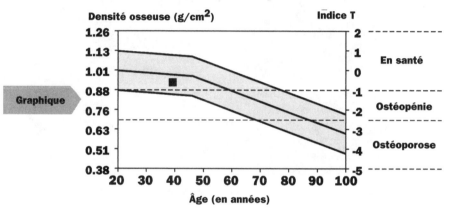

Graphique

Valeur de densité osseuse normale des vertèbres lombaires pour une période donnée.

qui sont expliqués plus loin dans ce chapitre. Les chiffres de la rangée du bas représentent la moyenne des trois vertèbres.

Le graphique compare la densité osseuse moyenne des trois vertèbres lombaires (L2 à L4) avec les valeurs normales pour votre âge. La zone ombragée qui traverse le graphique décrit la valeur normale. La position de ce carré noir sur le graphique indique que la personne testée est au début de la quarantaine et que sa densité osseuse est de 1,27 (le tableau indique que la valeur exacte est de 1,272). Cette personne présente une excellente densité osseuse dans la région lombaire avec un résultat dans la moitié supérieure de la valeur pour les gens d'environ 40 ans.

Les résultats de tests de densité osseuse d'autres parties de votre squelette comprennent des éléments semblables aux résultats des tests sur la colonne vertébrale. L'exemple illustré ci-dessus indique un résultat de densité osseuse pour la hanche gauche. Le carré noir sur le graphique indique

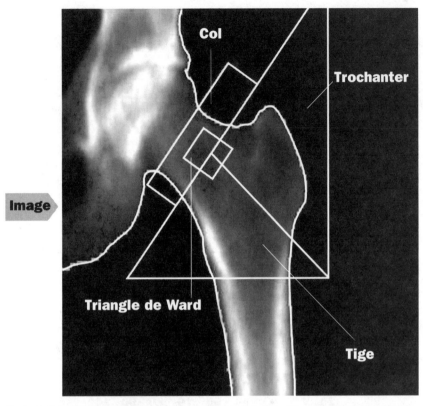

Un test d'absorptiométrie biénergétique (DEXA) de la hanche comprend les trois mêmes éléments qu'un test de densité osseuse de la colonne vertébrale : une image, un tableau récapitulatif et un graphique. Les quatre régions de la hanche mesurées dans ce test sont indiquées sur l'image (*voir* ci-dessus) par des lignes extérieures blanches. Les noms des régions correspondant au triangle de Ward et du trochanter sont abrégés respectivement dans le tableau récapitulatif (droite) en *Ward* et *Troch.* Les résultats du test indiquent qu'il s'agit d'une personne au début de la quarantaine qui présente une bonne densité osseuse du fémur gauche.

une personne de 40 ans présentant une densité osseuse normale de la hanche pour son âge. Les lignes blanches superposées sur l'image indiquent quatre régions différentes du fémur dont la densité osseuse est mesurée. On les appelle le col, la tige, le trochanter et le triangle de Ward (qui apparaît sous forme carrée dans l'image). Le tableau récapitulatif dresse la liste de chaque région individuelle et présente un résultat moyen des quatre régions (total).

Comment les résultats de ces tests indiquent-ils qu'une personne souffre d'ostéoporose ? Regardez l'exemple de la page 76 présentant le graphique d'un test de densité osseuse de la colonne vertébrale. Le carré noir qui

Région	Densité osseuse	Indice T d'un jeune adulte	Indice Z pour une personne du même âge
Col	0.919	-0.5	0.0
Wards	0.734	-1.4	-0.8
Troch	0.724	-0.6	-0.2
Tige	1.118	-	-
Total	0.932	-0.6	-0.1

Tableau récapitulatif

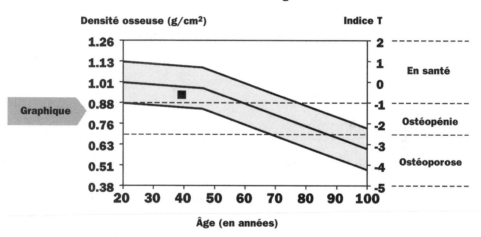

Masse totale du fémur gauche

Graphique

Valeur de densité osseuse normale pour le fémur sur une période donnée.

apparaît sur le graphique indique qu'il s'agit d'une personne d'environ 80 ans. Son résultat de densité osseuse pour la région lombaire de la colonne vertébrale est d'environ 0,75. Cette personne présente une densité osseuse faible pour son âge et serait diagnostiquée ostéoporotique.

Nous n'avons toujours pas expliqué ce que signifient les indices T et Z dans ces exemples. Ces deux résultats divulguent une information importante à votre médecin. L'indice T joue un rôle de premier plan dans tout diagnostic d'ostéoporose. Il existe des variations entre les résultats selon les différents ostéodensitomètres utilisés. Les prochaines sections vous aideront à comprendre ce que signifient ces résultats et leur utilisation.

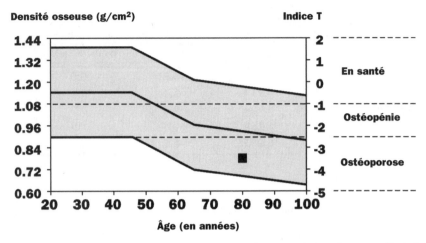

Ce graphique montrant le résultat d'un test de densité osseuse de la colonne vertébrale indique qu'il s'agit d'une personne d'environ 80 ans qui serait diagnostiquée ostéoporotique.

Comprendre l'indice T

Si vous êtes une femme, votre indice T compare votre densité osseuse à un vaste groupe de jeunes femmes de votre poids et de votre race à leur masse osseuse maximale qui présentent une densité osseuse normale et saine. Si vous êtes un homme, votre indice T compare votre densité osseuse avec celle d'un jeune homme de votre poids et de votre race qui présente une densité osseuse normale et saine.

Vous vous demanderez peut-être pourquoi un test de densité osseuse vous compare à un groupe d'hommes ou de femmes possiblement beaucoup plus jeunes que vous. Beaucoup de personnes atteintes d'ostéoporose sont âgées de 60 ans et plus. Ce type de comparaison peut sembler injuste ou même inutile, mais il y a une bonne raison d'agir ainsi, car cette façon de faire permet d'être comparé avec un étalon de base commun, soit une population jeune normale, à l'âge où la densité osseuse est à son apogée, soit entre 30 et 40 ans. Personne ne s'attend à ce qu'une femme de 60 ans présente le même indice T qu'une jeune femme dont la masse osseuse est à son apogée.

La valeur de cette comparaison réside dans le fait que tous sont évalués à partir d'un même standard.

Le chiffre véritable du résultat de votre test représente la différence entre votre densité osseuse et la densité osseuse ou valeur moyenne de jeunes

Région	Densité osseuse	Jeune adulte Indice T	Personne du même âge Indice Z
L2	1.270	0.6	1.1
L3	1.243	0.4	0.9
L4	1.301	0.8	1.3
L2-L4	1.272	0.6	1.1

Indice T reporté pour diagnostic

Les troisième et quatrième colonnes de ce tableau indiquent les indices T et Z des trois vertèbres mesurées dans ce test. L'indice T de la colonne inférieure représente la moyenne des trois vertèbres qu'un médecin prendrait en compte pour établir un diagnostic d'ostéoporose. L'écart type d'un indice T de +0,6 est plus élevé d'un demi point que la moyenne.

adultes en santé du même sexe. Ce chiffre représente la différence entre votre densité osseuse et la valeur moyenne. Si votre indice T est de 0,0, il n'y a aucune différence entre votre résultat et la norme puisqu'il coïncide exactement avec le groupe auquel vous êtes comparé. Si votre indice T est de -1,0, votre densité osseuse est inférieure à la moyenne par un écart type de 1. De même façon, si votre indice T est de +0,5, votre densité osseuse est supérieure à la moyenne par un écart type de 0,5.

Afin de déterminer s'il doit vous donner un diagnostic d'ostéopénie ou d'ostéoporose en se basant uniquement sur un test de densité osseuse, votre médecin doit interpréter votre indice T en se conformant aux directives officielles de l'Organisation mondiale de la santé (OMS) et Ostéoporose Canada :

- Si l'écart type de votre indice T est de 1 par rapport à la moyenne, soit entre +1,0 et -1,0, votre densité osseuse est normale.
- Si l'écart type de votre indice T est de -1,0 à -2,5 sous la moyenne, votre densité osseuse est faible et vous souffrez d'ostéopénie.
- Si l'écart type de votre indice T est inférieur à au moins -2,5 ou plus bas que la moyenne, vous êtes atteint d'ostéoporose.
- Si l'écart type de votre indice T est d'au moins -2,5 ou inférieur à la moyenne et que vous vous êtes fracturé un ou plusieurs os, vous souffrez d'ostéoporose grave.

Les mêmes critères s'appliquent aux hommes et aux femmes. Dans la plupart des tests de densité osseuse, un écart type de -1,0 par rapport à la moyenne équivaut à un volume de 10 à 12 % de perte de densité osseuse.

Ainsi, un indice T de -2,5 signifie que votre densité osseuse est inférieure d'environ 25 à 30 % à la moyenne des hommes ou des femmes en santé au moment où leur masse osseuse est à son apogée.

Il est impossible de comparer les indices T de différents os de votre squelette. Généralement, lorsque plus d'un de vos os sont testés, les médecins utilisent l'indice T le moins élevé pour diagnostiquer l'ostéoporose. Ainsi, si l'indice T de votre colonne vertébrale est de -2,7 et que l'indice T de votre hanche est de -2,0, l'indice T de votre colonne vertébrale serait utilisé pour indiquer que vous souffrez d'ostéoporose.

Les résultats des tests peuvent s'avérer un bon indicateur d'ostéoporose, mais ne constituent pas un diagnostic complet. Le fait que l'on vous dise que vous souffrez d'ostéopénie (indice T entre -1,0 et -2,5) ne signifie pas que vous développerez l'ostéoporose, mais qu'il fait éviter une réduction additionnelle de votre densité osseuse. Voilà pourquoi la participation de votre médecin est si importante.

Comprendre l'indice Z

L'indice Z compare votre densité osseuse avec celle d'un groupe moyen d'hommes ou de femmes qui sont environ du même âge que vous, de la même race et d'un poids semblable et qui n'ont pas été diagnostiqués ostéoporotiques. Bien que votre indice Z soit utile pour vérifier si votre densité osseuse est normale ou anormale pour votre âge, il n'est pas employé pour déterminer si vous avez l'ostéoporose, car c'est l'indice T qui remplit ce rôle. Votre médecin se fiera aux critères de l'indice T établis par l'Organisation mondiale de la santé pour établir un diagnostic.

Votre indice Z est utile puisqu'il peut suggérer que vous êtes atteint d'une forme secondaire d'ostéoporose et qu'une autre cause que l'âge ou la ménopause soit responsable d'une perte osseuse anormale. Un indice Z inférieur à –1,5 laisse supposer la possibilité d'une ostéoporose secondaire. Votre médecin tentera alors de déterminer si cette perte de masse osseuse a une cause sous-jacente. S'il parvient à identifier une maladie causant cette perte osseuse, celle-ci peut souvent être traitée et la perte de masse osseuse sera ralentie ou cessera.

De façon générale, plus votre indice Z est faible, plus il est probable que la perte osseuse soit attribuable à autre chose qu'à l'âge ou à la ménopause. Toutefois, moins de 3 % des adultes présentent un indice Z inférieur à -2,0 et moins de 1 % des adultes présentent un résultat inférieur à –3,0.

Il est possible que vous ayez un indice Z normal et un indice T anormal puisque c'est très courant chez les personnes âgées, car tout le monde perd de la densité osseuse en vieillissant. Une fois qu'ils ont atteint 80 ans, nombreuses sont les personnes dont la densité osseuse est normale pour l'âge selon l'indice Z, mais si on se fie à l'indice T, ces personnes sont atteintes d'ostéopénie ou d'ostéoporose.

Comment les chiffres sont-ils utilisés ?

Les indices T et Z sont des éléments d'information importants quant aux résultats de vos tests de densité osseuse. Maintenant que vous avez une compréhension de base de la façon dont les résultats sont calculés, voici deux exemples fictifs qui illustrent de quelle façon ces chiffres sont utilisés pour évaluer la santé des os et diagnostiquer l'ostéoporose.

Exemple 1
Jeanne a 59 ans et a terminé sa ménopause. Elle ne fait pas de consommation abusive de tabac ou d'alcool. Elle ne prend pas de corticostéroïdes et ne s'est jamais fracturé un os. Sa mère a souffert d'ostéoporose. Inquiète quant à ses risques d'être atteinte de la maladie, Jeanne consulte son médecin. Étant donné son âge et les antécédents familiaux, son médecin prévoit lui faire passer un test de densité osseuse de la hanche au moyen d'un absorptiomètre biénergétique à rayons X (DEXA).

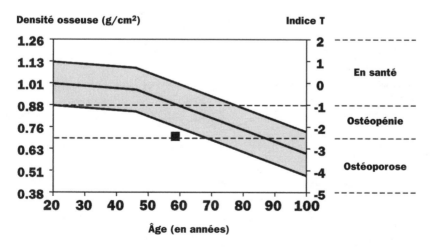

Test de densité osseuse de la hanche de Jeanne.

Jeanne examine l'imprimé de ses résultats et remarque à quel point la densité osseuse normale de son fémur gauche s'amenuise graduellement et constate que cette perte devient plus importante vers l'âge de 40 ans. Un carré noir sur le graphique indique que son indice T est de -2,3, ce qui veut dire que l'écart type de sa densité osseuse est inférieur de 2,3 à la valeur moyenne d'un groupe de jeunes femmes en santé de la même race et d'environ le même poids. Bien qu'elle ne soit pas atteinte d'ostéoporose, car l'indice T serait alors de -2,5 ou inférieur, on lui dit qu'elle est ostéopénique et présente des risques d'ostéoporose si elle subit d'éventuelles pertes osseuses.

L'indice Z de Jeanne est de -0,7, ce qui signifie que sa densité osseuse est inférieure à la norme pour une femme de son âge, par un écart type de sept dixième. Toutefois, son indice Z n'est pas suffisamment faible pour laisser supposer que sa perte osseuse soit la conséquence d'une cause secondaire.

Exemple 2

Karine a 42 ans. Il y a sept ans, elle a subi une hystérectomie complète, soit l'ablation chirurgicale de l'utérus et des ovaires. On ne lui pas donné d'œstrogène après l'intervention chirurgicale. Elle ne fume pas, ne consomme pas d'alcool en quantité excessive, n'a pas d'antécédents familiaux d'ostéo-

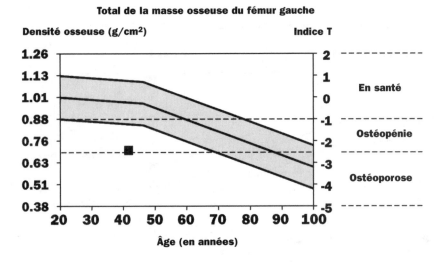

Total de la masse osseuse du fémur gauche

Test de densité osseuse de la hanche de Karen.

porose et ne s'est jamais fracturée d'os. L'indice de Karine est de -2,3, soit le même résultat que Jeanne. Toutefois, Karine a 15 ans de moins, ce qui lui laisse 15 ans de plus pour perdre plus de masse osseuse. En conséquence, Karen présente de plus grands risques de développer l'ostéoporose.

L'indice Z de Karine est de -2,3, soit identique au résultat de son indice T. Un indice Z aussi faible laisse supposer que sa perte de densité osseuse est causée par autre chose que le vieillissement naturel ou la ménopause naturelle. Chez Karine, la ménopause chirurgicale causée par son hystérectomie et la chute de son niveau d'œstrogène peut avoir déclenché une perte de densité osseuse subite et précoce.

Ces deux exemples illustrent à quel point des résultats de densité osseuse similaires peuvent avoir des significations vraiment différentes chez diverses personnes. Vous pouvez présenter le même indice T que votre voisin, mais l'un des deux est susceptible de développer l'ostéoporose et l'autre pas. Bien que Karine n'aie pas l'ostéoporose, elle est beaucoup plus à risque que Jeanne puisqu'elle est plus jeune et a plus de temps pour perdre de la masse osseuse.

Les résultats des tests permettent-ils de prévoir une fracture ?

De façon générale, plus votre indice T est faible, plus vos risques d'ostéoporose sont élevés. Règle générale, le risque de fracture est pratiquement double pour chaque écart de type inférieur à la masse osseuse maximale normale. Ainsi, si votre indice T est de -2,0, vous risquez quatre fois plus de vous briser un os. Chez les hommes et les femmes qui présentent la même densité osseuse, les risques de fracture sont les mêmes. L'indice T de -2,5 qui est considéré comme la frontière entre l'ostéopénie et l'ostéoporose est défini par l'OMS comme le stade sous lequel un traitement devient une nécessité. Toutefois, le résultat de -2,5 n'est pas une frontière absolue.

Bien que personne ne puisse prédire l'avenir avec certitude, l'indice T est plus révélateur d'un risque fractuaire qu'une mesure de la tension artérielle d'un accident vasculaire cérébral ou que le taux de cholestérol, d'un risque de crise cardiaque. N'oubliez pas que le fait d'être atteint d'ostéoporose ne veut pas dire que vous êtes certain de vous briser un os. C'est comme établir un résultat de 140/90 millimètres de mercure (mm Hg) comme étant le point limite entre l'hypertension artérielle et une tension artérielle normale. Le fait que votre tension artérielle soit supérieure à ce chiffre ne veut pas dire que vous subirez un accident vasculaire cérébral et il n'y a aucun résultat d'indice T sous lequel vous êtes assuré de vous briser un os.

Les indices Z aident également à prédire les risques de fracture. De façon générale, si votre indice Z présente un écart type inférieur de un à la moyenne pour votre âge, les risques de fracture doublent et quadruplent si vous présentez un écart type de deux sous la moyenne normale pour votre âge. Si vous êtes une personne âgée et que votre indice Z est normal, il est tout de même possible que votre densité osseuse soit faible et que vous présentiez des risques de fracture élevés. Souvenez-vous qu'un résultat normal pour une personne âgée est généralement faible lorsqu'il est comparé à celui d'un jeune adulte normal.

Mise en contexte des indices T et Z

Les indices T et Z sont des probabilités statistiques fondées sur des groupes de personnes semblables à vous. Toutefois, vous êtes un individu unique avec un bagage génétique particulier et un style de vie qui ont une influence sur les risques. C'est pourquoi votre médecin prend d'autres facteurs en considération, y compris :

- votre âge
- votre stabilité physique et émotionnelle générale
- si vous avez déjà subi une fracture osseuse
- les médicaments que vous prenez ou ceux que vous avez déjà pris
- vos antécédents familiaux
- la santé générale de vos os

Les risques de se fracturer un os augmentent naturellement avec l'âge et ce, même si vous présentez une densité osseuse normale. Le vieillissement et l'usure quotidienne fragilisent les os et les rendent moins résistants aux chocs. Si vous vous êtes déjà fracturé un os, vos risques de vous en briser un autre sont plus élevés. Des études révèlent que 45 % des femmes de 50 ans se fractureront une hanche, une vertèbre, un avant-bras, un poignet ou un autre os à un moment ou l'autre de leur vie. Bon nombre de ces femmes ne seront pas atteintes d'ostéoporose lorsqu'elle se briseront un os. Les risques de fracture d'un os augmentent considérablement après l'âge de 75 ans, surtout chez les hommes, peu importe leur densité osseuse.

Un test de densité osseuse ne mesure pas la qualité de l'os. Vos os sont de qualité si votre structure osseuse est intacte et solide. La quantité de matière n'est pas garante de sa qualité, laquelle constitue un autre facteur important quant à la solidité de vos os et leur résistance face aux fractures.

Ainsi, vos os présentent peut-être une densité faible, mais leur qualité peut être suffisamment élevée pour résister aux fractures.

Facteurs importants

Un certain nombre de personnes se trompent et croient que leur indice T est le seul résultat dont ils ont besoin pour connaître la santé de leurs os. Un seul chiffre n'est pas représentatif de l'ensemble du système osseux. Il est facile de mal interpréter ou d'ignorer un indice T, par exemple si les résultats de vos tests indiquent un indice T normal, mais que votre colonne vertébrale a subi une fracture par compression consécutive à un trauma-tisme léger, vous devrez continuer à vous soucier des risques d'ostéopo-rose. D'autres facteurs de risques peuvent aussi être présents et inciter votre médecin à vous traiter pour les pertes osseuses. Des experts en ostéoporose recommandent que les femmes qui ne présentent aucun autre risque que ceux associés à leur sexe et à leur âge soient traitées pour l'ostéoporose si leur indice T présente une valeur de -2,0 ou inférieure.

Certaines personnes ont des indices T peu élevés, mais ne subissent jamais de fracture. Ainsi, vous pouvez être une femme de 60 ans présentant un indice T de -3,0 qui indique que vous êtes atteinte d'ostéoporose. Ce-pendant, vous êtes peut-être une mordue du tennis et vous avez dû pren-dre des médicaments pour prévenir la perte osseuse depuis la ménopause et n'avez jamais subi de fracture. La qualité de vos os est excellente pour des raisons génétiques et parce que vous menez une vie saine et que votre régime alimentaire est équilibré. Si c'est le cas, vous pouvez continuer à mener une vie active sans craindre les effets négatifs de l'ostéoporose.

L'avenir pourrait être différent si vous présentez le même indice T, soit -3,0, mais que vous êtes une femme de 45 ans, surtout si vous fumez, que vous ne faites pas de sport et que vous vous êtes déjà fracturé un os. Ces circonstances font en sorte d'augmenter considérablement vos risques de fracture. De plus, votre médecin traiterait votre maladie de façon très différente.

Finalement, les indices T et les tests de densité osseuse, ne sont pas, de façon générale, ne constituent pas le fin du fin pour comprendre l'inci-dence d'une masse osseuse faible sur l'organisme. L'état de vos os est plus complexe qu'un simple chiffre révélé par un ostéodensitomètre. Avant de sauter aux conclusions, vous devez toujours discuter de vos résultats de densité osseuse avec votre médecin, car il est important que celui-ci dispose de tous les éléments d'information possibles afin de brosser un tableau complet de votre état de santé osseux. Il devra évaluer votre indice T en fonction des autres facteurs de votre vie susceptibles d'influencer la santé de votre squelette. Ensemble, vous pourrez décider de traiter la perte osseuse avec une stratégie conçue en fonction de vos besoins spécifiques. Pour en apprendre davantage sur cette stratégie, consultez le chapitre suivant.

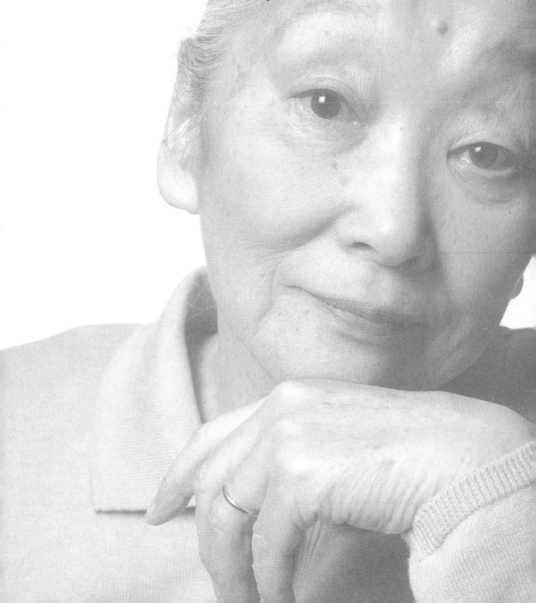

2ᵉ partie

*Prévention et traitement
de l'ostéoporose*

Chapitre 7

Éléments de votre plan d'action

Il n'est jamais trop tôt pour entreprendre le combat contre l'ostéoporose ou trop tard pour freiner la progression de la maladie. Que vous tentiez de prévenir l'ostéoporose ou de la traiter, l'objectif demeure le même : maintenir vos os en santé afin de réduire les risques de fracture. Peu importe la raison pour laquelle vous vous fixerez cet objectif, les mesures à prendre pour y parvenir seront toujours les mêmes. Plusieurs de ces mesures exigent de vous une participation active.

Comprendre votre rôle dans la prévention ou le traitement de l'ostéoporose est essentiel au succès de votre entreprise. Cette connaissance vous aidera à coordonner les stratégies clés associées à des facteurs comme le régime alimentaire, l'exercice et les médicaments en un plan d'action réalisable. Ce plan d'action sera un projet conçu spécialement par vous et votre médecin pour maintenir vos os en santé.

Si vous n'avez pas l'ostéoporose, un programme de prévention peut contribuer à réduire considérablement vos risques d'en être atteint. Idéalement, la prévention devrait commencer dès l'enfance et se poursuivre tout au long de la vie. Plus les os sont développés durant la jeunesse, moins il y a de risques d'ostéoporose en vieillissant. Toutefois, ce n'est pas le seul moment où un plan d'action s'avère efficace et même si vous êtes un adulte qui présente un risque élevé ou que l'on vous a diagnostiqué ostéoporotique, il est possible de retarder ou d'arrêter la perte osseuse en faisant un usage efficace de diverses stratégies que vous et votre médecin mettrez ensemble au point.

Des os solides pour la vie

Un plan d'action efficace de prévention et de traitement de l'ostéoporose comporte plusieurs éléments qui contribuent à la santé générale des os. Ces éléments incluent une bonne nutrition, y compris un apport équilibré de calcium et de vitamine D, une activité physique régulière, des comportements sains, une bonne posture et des médicaments. Tous ces éléments combinés se renforcent réciproquement pour vous aider à prévenir ou à gérer l'ostéoporose, à demeurer en santé et à conserver une bonne qualité de vie. Chacun de ces éléments est décrit dans le présent chapitre afin d'expliquer en quoi il est essentiel à votre plan d'action et comment il est interrelié aux autres éléments. Chacun des chapitres 8 à 13 est consacré à un élément différent, s'y attardant en détail et décrivant comment mettre en pratique les stratégies qui y sont associées.

Pour mettre au point un plan d'action, vous devez tenir compte des objectifs suivants :

- Maximiser le développement de votre squelette. Durant l'enfance ou la première partie de la vie adulte, l'accent doit être mis sur l'atteinte d'une masse osseuse maximale élevée. En tant que personne âgée, l'objectif consiste à stabiliser la masse osseuse existante.
- Prévenir les fractures. Des os affaiblis par une déplétion de calcium et d'autres minéraux sont plus vulnérables aux fractures.
- Soulager les symptômes de fractures, une posture voûtée et la douleur chronique si vous en êtes affligé.
- Améliorer l'équilibre et la capacité de bouger et d'être actif.

L'atteinte de ces objectifs dépend en partie de votre conformité au plan d'action et il vous appartient de respecter ces routines quotidiennes et d'adapter certains de vos comportements.

Toutefois, vous n'êtes pas obligé de tout faire tout seul. Pour gérer une maladie chronique, il est important de conserver de bonnes relations interpersonnelles avec votre entourage et d'obtenir le soutien de professionnels ainsi que de membres de la famille et d'amis. Plusieurs spécialistes de la santé peuvent vous y aider, notamment des endocrinologues, des rhumatologues, des omnipraticiens, des internistes, des gynécologues, des spécialistes en réadaptation et des orthopédistes. Cependant, votre médecin personnel représente souvent la meilleure personne-ressource, car il connaît vos antécédents médicaux et vos besoins particuliers. Pour des aspects spécifiques de votre plan d'action, vous pourriez trouver utile de consulter également un diététicien, un physiothérapeute, un ergothérapeute, un travailleur social ou un professionnel de la santé mentale.

Commencer jeune

Le meilleur moyen pour prévenir l'ostéoporose consiste à rendre votre squelette le plus solide possible en faisant tout en œuvre pour l'aider à atteindre la masse osseuse maximale la plus élevée possible (Consultez le chapitre 2 pour obtenir plus d'information sur la masse osseuse maximale). En vous alimentant sainement et en demeurant actif physiquement durant les années pendant lesquelles votre masse est en croissance, soit de l'enfance à l'âge approximatif de 30 ans, vous réduirez l'impact de la perte osseuse qui survient naturellement à un âge plus avancé.

Les parents et les grands-parents peuvent aider les enfants à prendre de bonnes habitudes qui seront bénéfiques à leurs os pour le reste de leur vie. Commencez par vous assurer que les enfants consomment suffisamment de calcium. L'alimentation des jeunes gens présente souvent des carences en calcium. Une bonne nutrition générale est également importante. Un certain nombre de jeunes femmes suivent des diètes excessives en vue de rester mince et se privent de nutriments essentiels. Une masse corporelle faible met les os en danger. Inversement, des études ont démontré que les jeunes femmes peuvent accroître leur masse osseuse en augmentant l'apport de calcium dans leur régime alimentaire.

Beaucoup d'enfants aiment les boissons gazeuses et celles-ci ne contiennent aucun calcium. Ainsi, les parents rendent service à leurs enfants en n'achetant pas de boissons gazeuses et en leur offrant plutôt du lait ou du jus enrichi de calcium. Le lait et les jus de fruits sont parmi les meilleures sources de vitamines, de calcium et de magnésium accessibles aux enfants en Amérique du Nord.

Les parents et les grands-parents peuvent également intégrer l'activité physique à la routine familiale, peu importe qu'il s'agisse d'une marche en soirée après le repas, de nager, de jouer aux quilles, de faire un tour de canot ou d'une partie de basketball ou de tennis. Une activité physique régulière est essentielle au développement de muscles et d'os solides.

Régime alimentaire et nutrition

Pour avoir des os en santé, il faut d'abord une saine alimentation, un régime alimentaire bien équilibré qui comprend du calcium, de la vitamine D et d'autres nutriments dont le corps a besoin pour exécuter ses tâches quotidiennes. Le calcium et la vitamine D sont des nutriments essentiels à la maximisation et à la préservation de la masse osseuse. Des études révèlent que l'apport des quantités adéquates de calcium et de vitamine D réduit le taux de perte osseuse qui survient avec l'âge, ainsi que les risques de fracture de la hanche et de fractures non-vertébrales chez les aînés. Les protéines et d'autres nutriments, notamment les minéraux comme le phosphore, le sodium et le magnésium jouent un rôle important dans le maintien de la solidité osseuse.

Calcium : la fondation

Le calcium est présent dans chacun des milliards de cellules de votre corps, bien qu'environ 99 % loge dans votre squelette. Étant donné que le calcium est le principal composant de l'os, votre organisme doit compter une quantité suffisante de ce minéral, tout au long de votre vie, pour atteindre et maintenir une masse osseuse maximale. Le calcium est également essentiel au bon fonctionnement de votre cœur, de vos muscles et de vos nerfs et ainsi qu'à la coagulation normale du sang. En effet, une quantité suffisante de calcium doit toujours être acheminée à votre circuit sanguin. L'organisme a des mécanismes de contrôle incorporés qui permettent de réguler le niveau de calcium dans le sang afin qu'il n'y en ait, ni en quantité insuffisante, ni en quantité excessive.

Chaque jour, nous éliminons du calcium en urinant, en déféquant et dans une moindre mesure, en suant. Cette perte continuelle de calcium signifie que votre corps a besoin de se régénérer constamment en calcium. Si votre régime alimentaire ne comprend pas suffisamment de calcium, vos glandes parathyroïdes libéreront une hormone qui mobilisera du calcium à partir des os. Vos os fourniront le calcium manquant afin de maintenir un niveau de calcium normal dans le sang. Toutefois, lorsque cette action se répète sur une longue période de temps, il s'ensuit une réduction de la densité osseuse.

Besoins en calcium. Le calcium est essentiel durant l'enfance et l'adolescence, alors que le squelette croît rapidement. Cependant, contrairement aux croyances populaires, le besoin de calcium alimentaire augmente avec l'âge. En vieillissant, le corps devient moins efficace pour absorber le calcium et la vitamine D des aliments et retenir le calcium dans les reins. Chez les femmes, la chute des niveaux d'œstrogène au moment de la ménopause réduit encore davantage l'absorption de calcium. De plus, beaucoup de personnes âgées consomment moins de produits laitiers et d'autres aliments contenant du calcium. Elles sont également plus susceptibles d'avoir des problèmes médicaux chroniques et prennent des médicaments qui nuisent à l'absorption du calcium. Tous ces changements exercent une plus grande pression sur l'organisme afin de maintenir des niveaux de calcium suffisants dans le circuit sanguin.

Malheureusement, trop de gens ne consomment pas une quantité suffisante de calcium pour maintenir des os solides. Le régime alimentaire

Apport quotidien de calcium alimentaire recommandé

Âge	Apport adéquat (milligrammes/jour)	Maximum recommandé (milligrammes/jour)
0-6 mois	210	
7-12 mois	270	
1-3 ans	500	2 500
4-8 ans	800	2 500
9-18 ans	1 300	2 500
19-50 ans	1 000	2 500
51 ans +	1 200	2 500

Beaucoup de médecins s'entendent sur le fait qu'un objectif de 1 500 mg de calcium par jour est raisonnable pour les femmes postménopausées.

Source: *National Academy of Sciences*, 2002

typique des Nord-Américains procure moins de 600 milligrammes (mg) par jour de calcium à l'organisme, ce qui est de beaucoup inférieur au niveau de calcium recommandé aux adultes. Chez les enfants et les adolescents, on estime qu'environ 25 % des garçons et 10 % des filles consomment la quantité recommandée. 50 à 60 % seulement des aînés consomment la quantité de calcium dont leur corps a besoin. Ainsi, peu importe l'âge, il est possible d'améliorer la santé de son squelette en posant les bons gestes.

Les chercheurs mentionnent plusieurs raisons pour expliquer cette déficience si répandue en calcium. Avant tout, il y a le fait que les gens consomment moins de produits laitiers. Certaines personnes évitent de boire du lait en raison d'une intolérance au lactose (le sucre contenu dans le lait), par peur de prendre du poids ou pour d'autres raisons. De plus, les gens ne mangent pas assez de fruits et de légumes et consomment de grandes quantités de boissons gazeuses à teneur élevée en phosphate et ne contenant pas de calcium.

Un des moyens d'augmenter la quantité de calcium dans votre régime alimentaire consiste à connaître les aliments riches en calcium et à les inclure dans vos repas. Vous avez aussi la possibilité de prendre des suppléments de calcium. Le chapitre 8 traite de ces sujets et propose une vue d'ensemble d'une saine nutrition.

Besoins en calcium durant la grossesse et la lactation

Durant la grossesse, l'organisme d'une future mère a besoin d'une quantité additionnelle de calcium pour le fœtus en développement. Pour obtenir ce calcium additionnel, la capacité d'absorption de minéraux par les intestins est augmentée grâce à l'ingéniosité de Mère Nature. Pendant l'allaitement, les reins de la mère conservent le calcium afin d'en mettre davantage à sa disposition ainsi qu'à celle du bébé.

En raison de ces changements dans l'organisme, l'apport de calcium recommandé pour les femmes durant la grossesse et l'allaitement est le même que pour les autres femmes du même âge. Néanmoins, si vous êtes enceinte, demandez à votre médecin quels sont vos besoins en calcium.

Vitamine D : ouvrir la porte au calcium

L'apport du calcium est important, mais sa consommation n'est pas la seule façon d'obtenir des os solides. Votre corps doit maintenir un équilibre entre la quantité de calcium absorbée à partir de la nourriture et celle éliminée par votre organisme.

L'absorption de calcium se fait lorsque vos intestins extraient le minéral de la nourriture et le déplace vers votre circuit sanguin. Le calcium est principalement excrété à travers l'urine, les excréments et la sueur. Une absorption faible et une excrétion plus importante peuvent nuire à l'équilibre calcique et affaiblir les os.

La vitamine D joue un rôle important dans le maintien de cet équilibre en augmentant l'absorption de calcium dans l'intestin grêle. La vitamine D est comparable à la clé qui déverrouille une porte, permettant au calcium de quitter les intestins et de pénétrer dans le circuit sanguin. Si vous ne consommez pas suffisamment de vitamine D, il s'ensuivra une chute du niveau de calcium qui circule dans votre circuit sanguin. C'est alors que l'hormone parathyroïdienne signale aux os de libérer plus de calcium dans la circulation sanguine. Avec le temps, une carence en vitamine D se traduit par une perte osseuse anormale.

Sources de vitamine D. Un apport équilibré de vitamine D nécessite une certaine exposition aux rayons solaires. Les rayons ultraviolets (UV) du soleil stimulent la peau afin de synthétiser la vitamine D. Jusqu'à 90 % de la quantité de vitamine D nécessaire provient des rayons solaires.

La quantité de vitamine D convertie par votre organisme dépend de plusieurs facteurs, y compris la saison, la latitude à laquelle vous vivez, la quantité de soleil et de pollution atmosphérique de votre région, votre

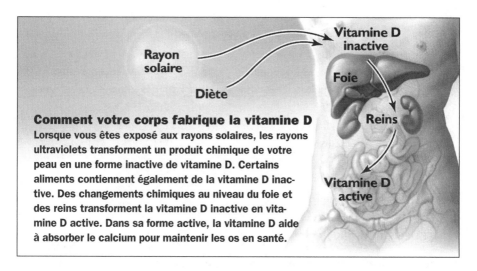

Rayon solaire

Diète

Vitamine D inactive

Foie

Reins

Vitamine D active

Comment votre corps fabrique la vitamine D
Lorsque vous êtes exposé aux rayons solaires, les rayons ultraviolets transforment un produit chimique de votre peau en une forme inactive de vitamine D. Certains aliments contiennent également de la vitamine D inactive. Des changements chimiques au niveau du foie et des reins transforment la vitamine D inactive en vitamine D active. Dans sa forme active, la vitamine D aide à absorber le calcium pour maintenir les os en santé.

âge, la condition de votre peau, de votre foie et de vos reins, ainsi que le type de vêtement que vous portez. L'utilisation d'un écran solaire et le fait de passer de longues périodes de temps à l'intérieur empêchent certaines personnes d'obtenir toute la vitamine D dont elles ont besoin. Dans les latitudes Nord, le rayonnement solaire n'est pas assez puissant en hiver pour produire une quantité suffisante de vitamine D dans la peau. Durant ces mois, le corps dépend de ses réserves de vitamine D ou de sources alimentaires.

Peu d'aliments sont naturellement riches en vitamine D. Parmi ceux-ci on retrouve des poissons gras, de l'huile de foie de poisson (y compris l'huile de foie de morue), le foie et les jaunes d'œufs. Le lait vendu à l'épicerie est habituellement enrichi de vitamine D.

Besoins en vitamine D. Il est important d'absorber suffisamment de vitamine D à tout âge. En Amérique du Nord, la plupart des bébés et des enfants n'ont pas de carences en vitamine D, car elle est ajoutée au lait. Bien que la consommation de lait diminue souvent durant l'adolescence, la carence en vitamine D est inhabituelle dans ce groupe d'âge.

Les aînés sont moins susceptibles d'absorber suffisamment de vitamine D. Avec l'âge, la peau perd de sa capacité à synthétiser la vitamine D et des organes comme les reins et le foie peuvent devenir moins aptes à la transformer. Les aînés sont donc moins susceptibles de consommer des aliments enrichis de vitamine D comme le lait. Leur capacité d'absorption de la vitamine à partir de la nourriture diminue également. Plusieurs personnes âgées passent moins de temps au soleil, particulièrement durant les journées froides d'hiver dans les latitudes Nord et au fur et à mesure qu'elles vieillissent, deviennent plus casanières.

Apport quotidien de vitamine D recommandé

Âge	Apport adéquat (unités internationales/jour)	Maximum recommandé (unités internationales/jour)
0-50 ans	200	2 000
51-70 ans	400-600	2 000
71 ans +	600-800	2 000

Nota : les quantités de vitamine D sont parfois exprimées en microgrammes (40 UI = 1 microgramme).

Source : *National Academy of Sciences*, 2002

Pour obtenir une quantité adéquate de vitamine D des rayons solaires, des experts recommandent une exposition de 10 à 15 minutes du visage, des bras et des mains au soleil, deux ou trois fois par semaine, selon la sensibilité de la peau. Cependant, tel que mentionné précédemment, plusieurs facteurs sont susceptibles de réduire l'efficacité des rayons solaires à produire la vitamine D, notamment les écrans solaires, la lumière filtrée par une fenêtre, la pollution atmosphérique et la faiblesse du rayonnement solaire hivernal. Si l'un de ces facteurs empêche votre organisme de produire suffisamment de vitamine D, vous pourriez opter pour des suppléments vitaminiques. Les personnes qui prennent des stéroïdes comme de la prednisone ou de l'hydrocortisone pourraient avoir besoin de plus de vitamine D.

Autres nutriments et les os
D'autres nutriments que le calcium et la vitamine D peuvent influencer la santé de vos os de façon positive ou négative.

Phosphore. Le phosphore est présent dans la plupart des aliments, y compris la viande, la volaille, le poisson, les œufs, les produits laitiers, les noix, les légumes et les céréales. Les sels phosphatiques sont employés en quantité importante dans les aliments traités. Le phosphore joue un rôle important dans le développement et le maintien des os et des tissus. Toutefois, la consommation de phosphore dans le régime alimentaire des Nord-Américains a augmenté de 10 à 15 % au cours de 20 dernières années, principalement en raison d'un usage accru d'additifs alimentaires et de boissons gazeuses. Malheureusement, une consommation excessive de phosphore a des effets négatifs sur le squelette.

Protéine. La protéine est l'un des éléments d'assemblage de l'os et joue un rôle essentiel dans la formation et la restauration du tissu. Elle est également essentielle à la guérison des fractures ainsi qu'au bon fonctionnement du système immunitaire. La plupart des Nord-Américains consomment plus de protéines par jour que la quantité recommandée, qui est de 44 grammes pour les femmes et de 56 grammes pour les hommes. À titre de référence, 56 grammes de protéines sont l'équivalent de 2 tasses de lait et de 4 à 6 onces de viande. Des études laissent supposer qu'un régime alimentaire à teneur élevée en protéines peut augmenter la quantité de calcium excrétée par les reins. Par ailleurs, un régime alimentaire à faible teneur en protéines peut nuire à l'absorption du calcium dans les intestins. Un régime alimentaire comprenant un niveau moyen de protéines est sans doute ce qu'il y a de mieux pour vous.

Sodium. Le chlorure de sodium, principale composante du sel de table, augmente les excrétions de calcium à travers l'urine. Bien que ce soit inhabituel, un régime alimentaire dont la teneur en sodium est élevée peut nuire à l'équilibre calcique de votre circuit sanguin. La plupart des adultes nord-américains consomment une quantité de sodium supérieure à la limite recommandée, soit 2 400 milligrammes par jour. N'oubliez pas de goûter votre nourriture avant d'y ajouter du sel.

Quelle conclusion peut-on en tirer ? Un régime alimentaire bien équilibré dans lequel les quantités recommandées de phosphore, de protéines et de sodium sont respectées sera profitable à la santé de vos os. Pour plus d'information sur l'alimentation, consultez le chapitre 8.

Masse corporelle et ostéoporose

La plupart d'entre nous avons entendu parler des dangers que comportent l'embonpoint, comme les risques plus élevés de maladies coronariennes et d'accidents vasculaires cérébraux. Cependant, être trop mince peut également nuire à la santé, surtout celle des os. Il est important que votre régime alimentaire comporte suffisamment de calories pour maintenir une masse corporelle normale, car le poids a une forte incidence sur la masse osseuse. Vu que le poids augmente la charge sur votre squelette, les os compensent en se développant plus solidement.

Les femmes excessivement minces risquent d'avoir une masse osseuse faible, de subir une perte osseuse excessive à la ménopause et sont vulnérables aux fractures. Il est préférable de maintenir un poids normal, c'est-à-dire, ni trop élevé, ni trop bas. Un poids supérieur à la normale peut convenir à vos os, mais augmente plusieurs autres risques pour la santé. Si vous avez des problèmes de poids ou avec votre régime alimentaire, parlez-en à votre médecin.

Activités physiques

La pratique régulière d'activités physiques est un autre élément essentiel de tout plan d'action visant à prévenir ou à traiter l'ostéoporose. Des études révèlent qu'une activité physique intense, dès le plus jeune âge, contribue à développer une masse osseuse maximale supérieure. Pratiquer régulièrement des exercices physiques à l'âge adulte aide à ralentir la perte osseuse, à maintenir la posture et à renforcer la santé du système cardio-vasculaire. L'exercice physique améliore également l'équilibre, la coordination et la force musculaire, des éléments qui réduisent les risques de chute et de fracture. Des données probantes indiquent que l'activité physique améliore aussi le fonctionnement des muscles. Tous ces facteurs aident à retarder la perte d'autonomie de plusieurs aînés et leur permet de continuer à mener le style de vie qui leur plaît pendant une plus longue période et contribue à améliorer leur qualité de vie.

L'os est un tissu vivant qui peut se renforcer ou s'affaiblir selon l'usage qu'on en fait. Plus vous solliciterez un os, plus il gagnera en force et en densité. Lorsque vous posez un geste comme frapper une balle de tennis ou atterrir sur vos pieds après un saut, des messagers chimiques ordonnent aux os de vos bras ou de vos jambes de se tenir prêts à recevoir un impact. La répétition de ces gestes sur une période de temps donnée renforce la préparation des os. Si vous regardez attentivement les radiographies des bras d'un joueur de tennis, vous constaterez que les os du bras dominant, celui qui tient la raquette sont plus gros et plus denses que ceux de l'autre bras. Inversement, les gens qui doivent suivre une convalescence ou rester immobilisés perdent rapidement de la force osseuse en raison de leur manque d'activité.

Toutes les activités sont utiles. Être actif comprend tous les mouvements qu'impliquent vos tâches quotidiennes, les courses et le simple fait de vivre. Vos activités quotidiennes peuvent aussi inclure un programme d'exercice plus structuré, que vous optiez pour des exercices de mise en charge comme la marche, le jogging, le basketball, la danse et des exercices contre résistance, qui comprennent souvent l'usage de poids. D'autres exercices visent à renforcer les muscles du dos et à améliorer la posture. Il arrive souvent qu'une combinaison d'exercices soit recommandée pour votre plan d'action. Prévoyez une discussion avec votre médecin pour savoir quels sont les types d'activités physiques les plus appropriés pour vous. Le chapitre 9 aborde l'activité physique plus en détails.

Médicaments

En plus d'un régime alimentaire et de l'exercice, des médicaments sont souvent prescrits aux gens qui présentent des risques élevés d'ostéoporose et à ceux à qui ont été diagnostiqués ostéoporotiques. Comme pour les autres composantes d'un plan d'action, la raison principale pour l'usage de médicaments consiste à préserver ou à augmenter la densité osseuse et à prévenir des fractures.

La plupart des médicaments d'ordonnance pour l'ostéoporose sont appelés antirésorptifs. Ce terme fait référence à l'action de ralentir ou de mettre fin à l'effondrement du tissu osseux (résorption). Ces médicaments ne nuisent pas au développement osseux, qui représente l'autre moitié du cycle de remodelage des os. En freinant la perte osseuse, les antirésorptifs aident à conserver un bon rythme de développement. Ceci devrait ralentir les pertes osseuses et il arrive souvent que la densité osseuse s'en trouve augmentée avec le temps.

Un nouveau médicament testé récemment et approuvé par la *Food and Drug Administration* fonctionne de façon inverse. Ce médicament tiré de la parathormone favorise la formation de nouveaux os et l'augmentation de la masse osseuse. Il est appelé anabolisant. Le mot anabolisant décrit un processus qui favorise la formation de nouveaux tissus. Ce médicament sera employé pour traiter les femmes et les hommes atteints de formes graves d'ostéoporose, y compris ceux qui présentent des risques élevés de fractures et qui n'ont pas réagi favorablement à d'autres types de traitements, par exemple les médicaments antirésorptifs. Pour plus d'information sur ces médicaments ainsi que sur d'autres médicaments sous enquête, consultez le chapitre 10.

Comportements sains

En plus d'un régime alimentaire bien équilibré, de l'activité physique régulière et des médicaments, vous devrez peut-être modifier certains comportements que vous avez adoptés depuis plusieurs années. Ainsi, éviter de fumer et de consommer une quantité excessive d'alcool sont des éléments importants d'un plan d'action visant à contrer l'ostéoporose.

Éviter de fumer. Des études démontrent que le tabagisme augmente le taux de perte osseuse. Les femmes qui fument présentent des niveaux d'œstrogène moins élevés que celles qui ne fument pas et les fumeuses ont tendance à être ménopausées plus tôt. Les gens qui fument la cigarette sont souvent plus minces. Tous ces facteurs contribuent à augmenter les risques d'ostéoporose et peuvent occasionner plus de fractures que chez les non-fumeurs.

Traitements complémentaires et médecine alternative

Pour composer avec la douleur ou l'anxiété associées à l'ostéoporose, vous avez peut-être envisagé de recourir à des traitements complémentaires ou alternatifs comme l'acuponcture ou la méditation. Ces thérapies sont très populaires en Amérique du Nord chez les personnes qui veulent exercer un plus grand contrôle sur leur santé.

La médecine alternative est généralement définie comme étant des traitements et des soins de santé qui sont peu enseignés dans les écoles de médecine ou peu utilisés dans les hôpitaux et qui ne sont habituellement pas remboursés par les régimes d'assurance-santé. Plusieurs de ces thérapies ne sont pas nouvelles et certaines d'entre elles sont pratiquées depuis des milliers d'années. Souvent, elles mettent l'accent sur une approche holistique qui englobe les aspects physique, mental, émotionnel et spirituel de la santé. Quelques thérapies complémentaires sont compatibles avec la médecine traditionnelle, mais d'autres ne sont pas acceptées dans la pratique conventionnelle.

Les thérapies alternatives comprennent la rétroaction biologique, l'imagerie mentale dirigée, l'humeur, l'hypnose, la méditation, le massage, l'acuponcture, l'homéopathie et les remèdes à base de plantes médicinales.

Aucune thérapie alternative ne s'est avérée efficace dans le traitement de l'ostéoporose. Cependant, des études ont révélé que la rétroaction biologique et des techniques de relaxation s'avéraient parfois efficaces dans le traitement de la douleur chronique qui peut résulter des fractures ostéoporotiques. Le chapitre 11 traite de diverses méthodes de gestion de la douleur chronique.

Si vous souffrez d'ostéoporose, soyez prudent face à deux formes de médecine alternative, soit la chiropratique et le massage, car elles peuvent provoquer ou aggraver des fractures de la colonne vertébrale.

Éviter les abus d'alcool. Cette mise en garde ne veut pas dire qu'accompagner son repas d'un verre de vin est nécessairement nocif, mais des études ont révélé qu'une consommation d'alcool à des niveaux supérieurs à la moyenne, définie comme étant deux consommations par jour pour les hommes et une pour les femmes, était susceptible, sur une longue période, de précipiter la perte osseuse et de réduire la capacité d'absorption de calcium de l'organisme. L'alcool peut nuire aux hormones qui régulent les niveaux de calcium de l'organisme et réduire la formation de nouveaux os.

Avant de vous soumettre à toute forme de manipulation vertébrale, discutez-en avec votre médecin.

Avant de recourir à tout traitement alternatif, tenez compte des suggestions suivantes :

Recueillez de l'information sur le traitement. Et renseignez-vous sur son application auprès de sources reconnues comme des sites Web mis sur pied par des centres médicaux importants, des organisations nationales, des universités ou des agences gouvernementales. Essayez de trouver des preuves de l'efficacité du traitement.

Cherchez et évaluez la crédibilité des dispensateurs de ce traitement. Vérifiez auprès des fournisseurs de soins de santé. Communiquez avec des regroupements professionnels pour obtenir les noms de praticiens accrédités. Recherchez l'avis d'un professionnel de la santé digne de confiance.

Tenez compte du coût des traitements. Beaucoup de thérapies alternatives ne sont pas couvertes par le régime d'assurance-maladie. Renseignez-vous sur le montant exact que coûte le traitement.

Adoptez une attitude objective. Essayez d'être objectif et de trouver un juste milieu entre l'acceptation systématique et le rejet catégorique. Demeurez ouvert aux divers traitements, mais évaluez-les attentivement.

Optez pour une stratégie mixte. Vous pouvez décider d'utiliser des traitements alternatifs pour conserver une bonne santé et soulager certains symptômes, mais continuer de vous fier à la médecine traditionnelle pour guérir la maladie. Placez votre confiance en des traitements qui ont fait leurs preuves, plutôt que des thérapies alternatives aux résultats incertains. Informez votre médecin de tous les traitements que vous recevez, qu'il s'agisse de médecine douce ou de médecine traditionnelle.

Les gros buveurs sont plus sujets aux fractures en raison des risques de chute plus élevés. La perte osseuse peut être aggravée par une mauvaise alimentation, car les gens qui consomment beaucoup d'alcool ne portent pas suffisamment d'attention à leur alimentation et ne mangent pas sainement. L'alcoolisme chronique peut aussi mener à une mauvaise assimilation de nutriments essentiels comme le calcium, le magnésium et le zinc. Donc, si vous buvez, essayez de pratiquer la modération.

Amélioration de la posture

Votre plan d'action peut également inclure la pratique d'une bonne posture, ce qui est essentiel pour prévenir les chutes et éviter une courbure excessive du dos. Le terme *posture* fait référence aux positions des différentes parties du corps, l'une vis-à-vis de l'autre, lorsque vous êtes debout, assis, que vous vous allongez ou que vous bougez. Une posture adéquate permet à votre dos de suivre la forme légèrement courbée en S de la colonne vertébrale. Elle exerce une charge minimale sur vos muscles et vos articulations et vous permet de bouger avec efficacité. Une bonne posture peut aider à soulager les douleurs causées par des muscles, des os et des ligaments qui ne sont pas dans leur position naturelle.

Pour beaucoup de gens, une mauvaise posture est une habitude de longue date. Une bonne posture exige de la pratique, surtout si vous tentez de changer une mauvaise habitude qui perdure depuis plusieurs années. Apprendre à s'asseoir, se tenir debout et bouger de façon appropriée peut contribuer à éviter des fractures et limiter la courbure exagérée de la colonne vertébrale résultant de fractures par compression. Pour plus d'information sur les postures appropriées et les mouvements sécuritaires, consultez le chapitre 11.

Relever le défi

Tous les éléments décrits dans ce chapitre, y compris le régime alimentaire, l'activité physique, les médicaments, les comportements sains et une posture adéquate peuvent vous aider à conserver des os forts et à éviter les fractures. Chacun de ces éléments concerne un aspect essentiel et différent de votre santé. Cependant, aucun de ces éléments pris individuellement n'est suffisant pour prévenir ou traiter l'ostéoporose, car chaque composante est plus efficace lorsqu'elle est mise en application avec les autres.

Tous ces éléments combinés vous procurent des outils solides pour lutter contre la perte osseuse. Ainsi, des recherches ont démontré qu'inclure une quantité suffisante de calcium dans le régime alimentaire améliore les effets positifs de l'exercice et de la médication sur la densité osseuse chez les femmes postménopausées.

Les prochains chapitres présentent des suggestions pratiques pour mettre en œuvre votre plan d'action et jouer un rôle actif dans le maintien de votre santé. Ceci vous aidera à garder le contrôle sur votre santé et vous permettra de mener une vie plus active et pleinement satisfaisante.

Chapitre 8

Une alimentation pour des os en santé

Comme tous les autres tissus vivants, les os ont besoin de nutriments pour croître et se maintenir. La plupart des nutriments ne sont pas produits par le corps et doivent provenir de la nourriture. Un régime alimentaire qui présente une carence en nutriments peut mener à une croissance chétive, des os plus faibles et à la maladie. Pour employer des termes positifs, disons que plus votre régime alimentaire est équilibré, plus vos os seront solides et moins vous serez susceptible de développer l'ostéoporose.

Un régime alimentaire varié comprenant un juste équilibre de calories, de vitamines et de minéraux constitue la première étape pour obtenir des os sains. Pour prévenir et traiter l'ostéoporose, vous devez vous assurer d'absorber suffisamment de calcium minéral et de vitamine D.

Le meilleur moyen d'augmenter votre apport en calcium consiste à choisir des aliments à teneur calcique élevée. Si vous buvez du lait, c'est déjà un bon point, car le lait est souvent enrichi de vitamine D. Trouver diverses façon d'incorporer d'autres aliments à teneur élevée en calcium à votre régime alimentaire devrait s'avérer une expérience amusante, saine et savoureuse.

Le chapitre précédent traitait du régime alimentaire dans des contextes où vous devrez intégrer divers facteurs à un plan d'action pour contrer l'ostéoporose. Le présent chapitre traite de l'ABC d'une saine nutrition ainsi que des façons pratiques d'augmenter votre apport en calcium, où le trouver, comment en consommer davantage, des recettes à teneur élevée en calcium, des suppléments de calcium et autres sujets. En plus d'être une nécessité, manger est un plaisir et vous devez mettre de l'agrément dans cette partie de votre plan d'action.

Une bonne nutrition - en bref

La variété ne fait pas qu'ajouter du piquant à la vie, elle constitue le fondement d'un régime alimentaire sain. Aucun aliment à lui seul ne fournit à votre organisme tous les nutriments essentiels à son bon fonctionnement. Consommer divers aliments vous assure d'obtenir les vitamines, les minéraux, les protéines, les glucides et les fibres qui optimisent la nutrition, une bonne santé et un poids normal.

La planification et la préparation des repas n'ont pas besoin d'être compliquées. Vous pouvez manger sainement en suivant les directives du guide alimentaire canadien qui favorisent la diversité, l'équilibre et la modération dans vos choix alimentaires. Ces conseils sont prodigués par des professionnels en nutrition et sont fondés sur les connaissances actuelles de l'influence exercée par le régime alimentaire sur la santé et sa capacité de prévenir la maladie. Les principales recommandations se résument ainsi :

- Manger plus de fruits, de légumes et de céréales.
- Réduire la consommation de gras et de cholestérol.
- Limiter les additifs de sucre, de sel et de phosphate.
- Limiter sa consommation d'alcool et de caféine.

Mangez plus de fruits, de légumes et de céréales

Choisissez divers légumes, fruits et céréales pour vos repas quotidiens. Ces aliments sont généralement faibles en calories et en gras et vous n'aurez pas à vous inquiéter de la quantité. Ils possèdent une teneur élevée en fibres alimentaires, des vitamines et des minéraux essentiels et des phytochimiques, des substances qui peuvent aider à la prévention de diverses maladies, y compris l'ostéoporose. Des études révèlent qu'un apport plus élevé de fruits et de légumes et qu'un apport inférieur de protéines provenant de la viande se traduit par une amélioration de la santé des os.

Fixez-vous comme objectif de manger quatre portions ou plus de légumes et trois portions ou plus de fruits chaque jour. Il est préférable que ces fruits et légumes soient frais et non traités. Étant donné que différents fruits et légumes procurent divers nutriments, la variété est essentielle. Dépendant de votre niveau de calories, vous pouvez manger de quatre à huit portions de céréales, de pain, de riz et de pâtes, tous les jours. Si possible, optez pour des céréales entières, car elles contiennent plus de nutriments et de fibres que les céréales raffinées. Vous consommez peut-être plus de céréales entières que vous ne le croyez, par exemple du gruau et du maïs éclaté.

Combien de calories devez-vous prendre ?

Aux États-Unis, le *Dietary Guidelines for Americans* recommande la consommation calorique quotidienne suivante :

- Pour des enfants âgés de 2 à 6 ans, la plupart des femmes et les aînés : environ 1 600
- Pour des enfants plus âgés, les adolescentes, les femmes actives et la plupart des hommes : environ 2 200
- Pour les adolescents et les hommes actifs : environ 2 800

Si vous essayez de perdre du poids, l'objectif calorique quotidien pour la plupart des hommes sera généralement de 1 400 à 1 800 et pour les femmes, d'environ 1 200 à 1 600. Pour sa part, le Guide alimentaire canadien recommande un apport calorique quotidien variant entre 1 800 et 3 200 calories par jour.

Réduisez le gras et le cholestérol

Votre régime alimentaire doit comprendre un peu de gras pour que votre organisme fonctionne correctement. Toutefois, une trop grande quantité de gras ou le mauvais type de gras risque d'avoir une incidence négative sur votre santé. Ainsi, les graisses saturées augmentent les risques de maladies coronariennes en élevant le taux de cholestérolémie. Les aliments d'origine animale comme la viande et les produits laitiers contiennent diverses quantités de graisses saturées et de cholestérol.

Fixez-vous un apport total de gras n'excédant pas 30 % des calories que vous consommez de façon quotidienne, avec un pourcentage de 10 % ou moins de calories provenant de graisses saturées. Essayez de maintenir votre apport quotidien de cholestérol à moins de 300 milligrammes (mg). Parmi les aliments à teneur élevée en graisses saturées, on retrouve les produits laitiers à forte teneur lipidique, la viande et les aliments faits à partir de chocolat, de lard, de shortenings solides, d'huile de palme et d'huile de coco. Les sources concentrées de cholestérol comprennent les jaunes d'œufs et des abats comme le foie.

Pour la santé de vos os et de votre cœur, assurez-vous que les viandes que vous choisissez sont maigres et limitez votre consommation quotidienne totale de viande à une quantité de 150 à 180 gr (5 à 6 onces). Essayez de choisir du lait écrémé ou à faible teneur en matière grasse, du fromage maigre et du yogourt écrémé. Optez pour des aliments qui contiennent des gras monosaturés, tels l'huile d'olive ou l'huile de canola.

Limitez votre consommation de sucre, de sel et de phosphates

Les aliments qui contiennent des sucres ajoutés fournissent généralement beaucoup de calories, mais peu de vitamines, minéraux et autres nutriments. C'est pourquoi le guide alimentaire canadien recommande de limiter la consommation d'aliments et de breuvages contenant des sucres ajoutés.

Aux États-Unis, les boissons gazeuses constituent la principale source de sucre ajouté au régime alimentaire. Au cours des vingt dernières années, le pourcentage d'Américains consommant des boissons gazeuses a augmenté de 32 % et celui des consommateurs de lait a diminué de 18 %. Selon une étude, les enfants qui optent régulièrement pour des boissons gazeuses au lieu du lait ou du jus ne consomment pas les nutriments qui leur sont nécessaires au quotidien pour connaître une croissance normale.

La plupart des Nord-Américains consomment également trop de sel (chlorure de sodium). La quantité journalière recommandée est d'environ 2 400 milligrammes (mg), ce qui correspond à environ 1 cuiller à thé de sel. Les aliments traités représentent la plus importante source de sel. Des études ont démontré que des niveaux élevés de sodium sont associés à l'hypertension. De plus, une consommation importante de sel augmente la quantité d'excrétion de calcium.

Employé sous forme de phosphates, le phosphore est utilisé comme additif dans un grand nombre d'aliments traités comme les hot-dogs, les pépites de poulet, les croustilles, les fromages et les tartinades traités, les sauces instantanées, les garnitures, les poudings et les produits congelés qui sont panés. Un régime alimentaire contenant trop de phosphore peut nuire à la quantité de calcium absorbé à travers l'intestin grêle.

Pour limiter votre consommation de sucre, de sel et de phosphate, choisissez et préparez vos aliments avec soin. Examinez les étiquettes des aliments que vous achetez à l'épicerie. Informez-vous des ingrédients contenus dans les aliments vendus dans les comptoirs de restauration rapide. Lorsque vous préparez vos repas, employez des herbes, des épices et des fruits pour donner du goût à la nourriture.

Limitez votre consommation d'alcool et de caféine

Les boissons alcoolisées fournissent des calories mais peu de nutriments. Lorsqu'elles sont consommées en quantités excessives, elles peuvent s'avérer nuisibles pour plusieurs raisons et certaines personnes ne devraient pas en consommer du tout. Si vous consommez des boissons alcoolisées, faites-le avec modération, car une consommation supérieure à un ou deux verres par jour peut accélérer la perte osseuse et réduire la capacité de votre organisme à absorber le calcium. Buvez de l'alcool pendant les repas afin de ralentir son absorption. Les femmes qui désirent une grossesse ou qui sont déjà enceintes ne devraient consommer aucune boisson alcoolisée.

La caféine peut réduire légèrement l'absorption de calcium, mais sa conséquence la plus nocive est due au fait que les boissons caféinées sont trop souvent préférées à des produits plus sains comme le lait. Une consommation modérée de caféine, soit environ deux à trois tasses par jour, ne devrait pas vous faire de tort, pourvu que votre alimentation comprenne une quantité suffisante de calcium. Il est possible de compenser la perte de calcium résultant de la consommation de café en ajoutant un ou deux cuillers à thé de lait dans chaque tasse.

Le calcium dans votre régime alimentaire

Lorsqu'il est question de la santé des os, vous savez que le calcium est le champion incontesté sur le plan nutritionnel, mais si vous êtes comme la majorité des Nord-Américains, votre consommation quotidienne n'est probablement pas suffisante. Le régime alimentaire nord-américain typique totalise moins de 600 mg de calcium par jour, alors que l'apport recommandé pour la plupart des adultes varie de 1 000 à 1 200 mg ou plus (pour plus d'information sur les besoins spécifiques en calcium, consultez le chapitre 7).

La façon la plus simple d'ajouter du calcium à votre alimentation consiste à y inclure des aliments à teneur calcique élevée. Le lait ainsi que d'autres produits laitiers comme le yogourt et le fromage sont les sources de calcium les plus riches. Vous pouvez opter pour les variétés écrémées qui contiennent la même teneur en calcium que les produits contenant davantage de matières grasses. Le lait est également enrichi de vitamine D et subvient aux besoins quotidiens de ce nutriment en une seule portion. Cependant, il n'y a pas que les produits laitiers qui soient riches en calcium et vous trouverez une liste comprenant d'autres aliments à teneur calcique élevée en consultant les pages 108 et 109.

De plus, bon nombre d'aliments sont additionnés de calcium, notamment les céréales, le pain, les pâtes, le riz, les mélanges de crêpes et de gaufres, les jus, l'eau embouteillée, les boissons au soja et des produits comme la margarine. Examinez l'étiquette du produit afin d'en connaître la teneur en calcium.

Il est plus facile de respecter les besoins en calcium avec des produits laitiers qu'avec d'autres types d'aliments. Ainsi, 1 tasse de lait contient la même quantité de calcium qu'environ 3 ou 4 tasses de brocoli. Si vous ne pouvez consommer ou choisissez de ne pas consommer de produits laitiers, il vous sera plus difficile de vous assurer un apport suffisant en calcium.

> **Évaluation de l'apport en calcium**
>
> Votre organisme reçoit-il suffisamment de calcium? Un régime alimentaire qui ne comporte pas de produits laitiers ou d'aliments riches en calcium fournit à l'organisme environ 200 à 300 milligrammes (mg) de calcium par jour. Pour calculer votre apport quotidien en calcium, vous pouvez présumer que vous obtenez environ 300 mg de ces sources qui ne sont pas à base de lait. Ajoutez 300 mg, ce qui équivaut à environ 1 tasse de lait, de yogourt, de jus enrichi de calcium ou 55 grammes (2 onces) de fromage pour chaque produit laitier que vous consommez, puis ajoutez la quantité de suppléments que vous prenez.
>
> Voici à quoi devrait ressembler l'apport quotidien en calcium pour une femme qui ne consomme comme produit laitier que du lait avec ses céréales, mais qui prend aussi un supplément de calcium :
>
> Sources autres que les produits laitiers . . . . 300 mg
> Portions de produits laitiers (1/2 tasse de lait) . . . . 150 mg
> Un supplément de calcium . . . . 600 mg
> Apport total en calcium. . . . . 1 050 mg

Si vous avez des problèmes à digérer le lait, vous pouvez respecter vos besoins en calcium en consommant des produits sans lactose et des aliments enrichis de calcium ou en prenant un supplément (consultez la rubrique «Intolérance au lactose» en page 114.)

Des études indiquent que la consommation de sources alimentaires de calcium serait meilleure que la prise de suppléments, car les aliments contiennent également d'autres nutriments importants. Ainsi, le lait fournit des protéines, les vitamines A, D et B-12, du magnésium, de la riboflavine, du potassium et du zinc. Le calcium alimentaire peut réduire les risques d'hypertension et de calculs rénaux, mais les suppléments de calcium n'ont pas cette capacité (propriété).

Conseils pour augmenter votre apport en calcium

Maintenant que vous savez quels sont les aliments à teneur élevée en calcium, vous pouvez essayer de trouver des moyens de les intégrer à votre régime alimentaire quotidien. Essayez de consommer au moins une portion d'un aliment riche en calcium à chaque repas. Trois portions par jour représentent jusqu'à 900 mg de calcium, ce qui vous aidera considérablement à respecter vos besoins quotidiens de 1 000 à 1 200 mg. Pour entreprendre ce nouveau régime alimentaire de façon inspirée, tenez compte des suggestions suivantes :

- Ajoutez 30 grammes (1 once), soit environ une ou deux tranches, de fromage suisse à votre sandwich afin d'obtenir un apport supplémentaire de 270 mg de calcium.

- Préparez votre soupe avec du lait à faible teneur en matière grasse au lieu de l'eau. Une portion de 2 tasses de soupe vous procurera au moins 300 mg de calcium.
- Préparez du gruau instantané avec du lait faible en matière grasse au lieu de l'eau. Par exemple, 1/2 tasse de lait ajoutée à un sachet de gruau fournit à l'organisme un minimum de 150 mg de calcium. Le gruau instantané enrichi fournira un apport additionnel de 160 mg.
- Au lieu d'utiliser une trempette de crème sûre à faible teneur en calcium et à teneur élevée en matières grasses, trempez des fruits et des légumes dans un yogourt écrémé. La plupart des variétés de yogourt nature ont une teneur minimale de 450 mg de calcium par tasse.
- Vous aimez la nourriture à la mode du Sud ? Une tasse de chacun des aliments suivants renferme environ de 150 à 200 mg de calcium : légumes verts cuits (navet, chou vert ordinaire ou frisé, betterave ou épinard), gombo, dolique à œil noir et fèves blanches. Un biscuit à levure chimique (artificielle) renferme environ 150 mg de calcium.
- Enrichissez un yogourt fouetté en substituant 1/2 tasse de lait ou de yogourt à faible teneur en matière grasse à l'eau ou en employant 1/2 tasse de jus d'orange enrichi de calcium plutôt que du jus ordinaire. Ceci ajoutera une quantité de 150 à 200 mg de calcium à votre apport quotidien. Vous pouvez aussi mélanger une cuiller à table de poudre de malt (60 mg de calcium) ou de la mélasse foncée (170 mg de calcium).
- Vous pouvez ajouter du calcium à des aliments ordinaires et leur donner un traitement gourmet. Servez des œufs ou du poisson sur un lit d'une tasse d'épinards cuits à la Florentine qui contient environ 240 mg de calcium ou ajoutez 50 mg de calcium en garnissant des légumes ou un poisson amandine avec 3 cuillers à table d'amandes en lamelles.
- Vous aimez la nourriture asiatique ? Pensez au soja. Plusieurs aliments à base de soja représentent une source importante de calcium, notamment l'*edamame*, mot japonais qui désigne le « soja vert ou végétal », qu'on retrouve couramment dans la section des produits congelés des supermarchés. Une tasse de soja vert renferme environ 260 mg de calcium. Le tofu ferme remplace à merveille la viande, la volaille ou le poisson avec des légumes sautés et renferme 860 mg de calcium par 1/2 tasse. Pour vos collations, optez pour des noix de soja, qui sont des fèves soja séchées. Un tiers de tasse contient environ 80 mg de calcium.
- Pendant la cuisson, n'oubliez pas de ne pas ajouter de lait à des ingrédients chauds, car le lait brûle facilement. Ajoutez plutôt des ingrédients chauds au lait, puis faites chauffer le mélange à la température voulue. La plupart des recettes contenant du lait peuvent également être cuites au four à micro-ondes ou dans un bain-marie sans que le lait ne brûle. Lorsque vous utilisez des ingrédients à teneur acide élevée, évitez le caillage en les ajoutant graduellement au lait plutôt que l'inverse.

Sources alimentaires de calcium

Aliments	Quantité	Calories	Calcium (en mg)
Produits laitiers			
Yogourt nature écrémé	1 tasse	140	485
Yogourt aux fruits écrémé	1 tasse	250	340-370
Lait entier	1 tasse	150	300
Lait faible en matières grasses-2%	1 tasse	120	300
Lait écrémé	1 tasse	90	300
Lait écrémé sec en poudre	1/3 tasse	90	280
Yogourt glacé écrémé	1 tasse	220	205
Pouding avec lait écrémé	1/2 tasse	105	150
Crème glacée 10%, écrémé	1/2 tasse	130	90
Lait glacé	1/2 tasse	90	90
Fromages			
Ricotta, lait partiellement écrémé	1 tasse	339	669
Suisse	28 gr (1 once)	110	270
Cheddar	29 gr (1 once)	115	205
Mozzarella, lait partiellement écrémé	28 gr (1 once)	80	205
Américain, traité	28 gr (1 once)	90	160
Cottage, à faible teneur en matières grasses (lait à 2 %)	1 tasse	200	150
Cottage régulier préparé avec du lait entier	1 tasse	230	135
Cottage écrémé	1 tasse	123	45
Poissons et crustacés			
Sardines en conserve avec arêtes	85 gr (3 onces) (6 sardines)	177	325
Saumon en conserve avec arêtes	85 gr (3 onces)	120	180
Hareng mariné	85 gr (3 onces)	220	65
Crevettes	85 gr (3 onces)	84	33
Fruits			
Jus d'orange enrichi de calcium	1 tasse	105	300
Papaye	1 moyenne	120	70
Orange	1 moyenne	70	60

Aliments	Quantité	Calories	Calcium (en mg)
Légumes			
Rhubarbe (sucrée, cuite ou congelée)	1/2 tasse	140	175
Fèves soja (cuites)	1/2 tasse	125	130
Épinard (frais, cuit)	1/2 tasse	20	120
Chou rosette, feuilles de moutarde	1/2 tasse	25	115
Doliques à œil noir	1/2 tasse	80	105
Feuilles de navets (fraîches, cuites)	1/2 tasse	15	100
Chou vert frisé (congelé, cuit)	1/2 tasse	20	90
Gombo ou okra (frais)	1/2 tasse	25	90
Chou chinois (bouilli) Haricots blancs	1/2 tasse	10	80
Great northern, (séchées ou cuites)	1/2 tasse	105-125	60-80
Bette à carde suisse (bouillie)	1/2 tasse	20	50
Brocoli (congelé, cuit)	1/2 tasse	20	35
Brocoli (frais, cuit)	1/2 tasse	22	35
Carottes	1/2 tasse	25	16
Autres aliments			
Lait de soja, enrichi de calcium	1 tasse	80	250
Pizza au fromage	1 tranche	280	232
Céréales enrichies	Vérifiez l'étiquette sur la boîte	200-300	
Macaroni au fromage	1 tasse	430	200
Soupe aux tomates avec lait	1 tasse	160	160
Mélasse foncée	1 cuiller à table	40	140
Amandes rôties à l'huile	28 gr (1 once) (environ 20)	170	80
Tofu (fromage de soja) préparé avec du calcium	1/2 tasse	90-180	40-860
Hoummos (purée de pois chiches)	1/2 tasse	205	40
Arachides rôties à l'huile	28 gr (1 once)	165	25
Graines de tournesol	28 gr (1 once)	175	15
Noix d'acajou rôties à l'huile	28 gr (1 once)	165	10

Menus et recettes pour la santé des os

Vous trouverez ci-après deux exemples de menus élaborés par les diététiciens de la clinique Mayo qui procurent à l'organisme la quantité quotidienne de calcium recommandée. Ces menus sont principalement constitués de céréales entières, de légumes, de fruits et de produits laitiers à faible teneur en matière grasse. Cette variété contribue à fournir des quantités abondantes de calcium et autres nutriments. Le menu quotidien est basé sur une diète de 2 000 calories avec moins de 30 % des calories provenant de matière grasse. L'apport en sodium est limité à moins de 2 400 mg par jour. Bon appétit !

Menu 1

Déjeuner
- 1 tasse de céréales aux flocons de blé entier recouvertes d'une moitié de pêche
- 2 tranches de pain de blé entier rôties
- 1 cuiller à thé de margarine molle
- 1 tasse de lait écrémé

Dîner
- Sandwich à la dinde à la méditerranéenne : 30 gr (1 once) de dinde, 30 gr (1 once) de fromage mozzarella partiellement écrémé, ¹/₂ tomate tranchée et 2 cuillers à thé de sauce pesto sur 2 tranches de pain de blé entier
- 1 pomme fraîche
- 1 tasse de légumes frais comme des carottes miniatures crues, des bâtonnets de céleri et des fleurons de brocoli
- 180 gr (6 onces) de jus de canneberges

Souper
- Steak de saumon grillé de 120 grammes (4 onces) avec du poivre au citron
- ¹/₂ tasse (3 petites) pommes de terre nouvelles rôties
- Épinards avec fromage feta et amandes (*voir* page 115)
- 1 petit pain de blé entier
- 1 cuiller à table de miel
- 1 tasse de lait écrémé

Collation (en tout temps)
- 30 grammes (1 once - ¹/₄ tasse) de bretzels sans sel

Analyse nutritionnelle du menu 1

Portions alimentaires	Teneur en substances nutritives par menu
Céréale/glucide.................9	Calories 1700
Fruits.........................3	Gras (g) 42
Légumes 3	Graisses saturées (g) 10
Protéine/produits laitiers 6	Cholestérol (mg)..............115
Matières grasses.................2	Sodium (mg)................1500
Sucreries 1	Calcium (mg) 1300

Menu 2

Déjeuner

- Omelette: 1 œuf, 2 blancs d'œuf, 45 gr (1 ½ once) de fromage cheddar maigre, ¼ tasse d'oignon haché, ¼ tasse de tomate hachée
- 1 muffin à la semoule de maïs de grosseur moyenne
- 2 cuillers à thé de tartinade de fruits
- 175 gr (6 onces) de jus d'orange enrichi de calcium
- Café décaféiné

Dîner

- Soupe au riz sauvage (*voir* page 112)
- 12 biscuits de blé
- Tomate en tranches avec concombres, saupoudrés d'aneth
- ³/₄ tasse de bleuets
- 1 tasse de yogourt écrémé
- Tisane ou toute autre boisson sans calories

Souper

- Poulet grillé et kebabs aux légumes: faites mariner le poulet dans le jus d'ananas. Embrochez et faites griller des morceaux de poulet, des poivrons, des cerises tomates et de gros morceaux d'ananas
- 1 tasse de nouilles aux œufs sans jaune, mélangées avec 1 cuiller à thé d'huile d'olive et parsemées de graines de carvi
- Légumes verts du printemps avec des tranches d'orange et une vinaigrette légère
- Thé vert ou toute autre boisson sans calories

Collation (en tout temps)

- 2 tasses de maïs à éclater non-salé
- Eau de source avec zeste de lime

Analyse nutritionnelle du menu 2

Portions alimentaires		Teneur en substances nutritives par menu	
Céréale/glucide	6	Calories	1650
Fruits	4	Gras (g)	45
Légumes	4	Graisses saturées (g)	13
Protéine/ produits laitiers	5	Cholestérol (mg)	260
Matières grasses	2	Sodium (mg)	1050
Sucreries	1	Calcium (mg)	1160

Recettes

Soupe au riz sauvage

Pour 6 personnes (environ 1 1/2 tasse par portion)
- 1 cuiller à thé de margarine
- 1/2 tasse d'oignon découpé en dés
- 1 tasse de céleri découpé en dés
- 2/3 tasse de champignons tranchés
- 1/2 tasse de dinde en cubes
- 1/4 tasse de farine
- 4 tasses de bouillon de poulet réduit en sodium
- 1/4 tasse de lait sec écrémé
- 1/2 tasse de lait écrémé
- 1 1/2 tasse de riz sauvage cuit
- Poivre noir concassé au goût

Faites sauter des oignons, du céleri, des champignons et de la dinde dans de la margarine. Ajoutez de la farine et remuez bien. Ajoutez le bouillon de poulet, le lait sec et le lait écrémé et brassez constamment. Ajoutez ensuite le riz sauvage cuit. Laissez mijoter, assaisonnez avec du poivre noir concassé et servez.

Analyse nutritionnelle de la soupe au riz sauvage

Portions alimentaires	Substances nutritives par portion
Céréale/glucide 1/2	Calories 150
Protéine/produits laitiers...... 1 1/2	Gras (g) 4
	Graisses saturées (g) 1
	Cholestérol (mg)............... 9
	Sodium (mg)................ 200
	Calcium (mg) 80

Mousse au chocolat au fromage ricotta

Pour 6 personnes (généreuses portions de 1/2 tasse)
- 90 grammes (3 onces) de chocolat de ménage fondu
- 450 grammes (1 livre) de fromage ricotta
- 1 cuiller à thé de vanille
- 1/2 tasse de miel

Mélangez le chocolat fondu, le fromage ricotta, la vanille et le miel dans un mélangeur ou un robot de cuisine jusqu'à ce que vous obteniez une consistance très lisse. Versez ce mélange dans des coupes à dessert et réfrigérez. Pour servir, garnissez chaque portion d'une fraise fraîche mûre, de quelques framboises ou d'une tranche d'orange ou de kiwi.

Analyse nutritionnelle de la mousse au chocolat au fromage ricotta

Portions alimentaires	Substances nutritives par portion
Protéine/produits laitiers 2	Calories 230
Matières grasses................ 2	Gras (g) 8
	Graisses saturées (g) 4
	Cholestérol (mg).............. 24
	Sodium (mg)................ 105
	Calcium (mg) 230

Yogourt fouetté tropical

Pour 4 personnes

- 1 tasse de yogourt à la vanille
- 1 tasse de jus d'orange enrichi de calcium
- 1 banane
- 1/2 tasse d'ananas broyé non additionné de sucre

Placez tous les ingrédients dans un mélangeur et mélangez le tout jusqu'à ce que vous obteniez une consistance lisse et servez. Pour un yogourt fouetté glacé plus épais, réfrigérez la banane et l'ananas avant de mélanger.

Analyse nutritionnelle du yogourt fouetté tropical

Portions alimentaires	Substances nutritives par portion
Fruits 1	Calories 110
Protéine/produits laitiers 1	Gras (g) . . . . très petite quantité
	Graisses saturées (g) très petite quantité
	Cholesterol (mg) . . . très petite quantité
	Sodium (mg) 35
	Calcium (mg) 115

Intolérance au lactose

Le lait ou la crème glacée dérangent-ils parfois votre estomac ? Vous souffrez peut-être d'intolérance au lactose, soit l'incapacité de digérer pleinement le sucre compris dans le lait (lactose) et d'autres produits laitiers. Les symptômes d'intolérance au lactose peuvent inclure des ballonnements, des crampes, des flatulences, de la diarrhée et des nausées. Le malaise commence généralement de 30 minutes à 2 heures après avoir ingéré des aliments contenant du lactose.

Même si vous présentez une intolérance au lactose, votre organisme n'en a pas moins besoin de calcium et il n'est probablement pas nécessaire de s'abstenir complètement de consommer des produits laitiers. Plusieurs personnes souffrant d'intolérance au lactose sont capables de digérer un verre de lait avec un repas sans problème et les gens qui présentent une intolérance au lait sont souvent capables de consommer des fromages à pâte dure, du yogourt et du lait réduit en lactose. Si vous préférez ne pas consommer de produits laitiers, vous pourrez combler vos besoins quotidiens en calcium avec des aliments enrichis avec du calcium et des suppléments de calcium.

Épinards avec fromage feta et amandes

Pour 6 personnes (portions de 1/2 tasse généreuses)
- 1/4 tasse d'amandes en julienne
- 1 cuiller à thé d'huile d'olive extra-vierge
- 1 grosse gousse d'ail hachée
- 4 oignons verts avec leurs fanes, hachés
- 1 1/2 livre d'épinards avec tiges retirées et bien lavés dans de l'eau froide changée à plusieurs reprises
- une petite quantité d'eau
- poivre noir fraîchement moulu
- 110 grammes (4 onces) de fromage feta en miettes à la température de la pièce
- zestes de citron

Faites rôtir des amandes en julienne dans une poêle à sauter à feu moyen jusqu'à ce qu'elles soient légèrement dorées et odorantes. Mettez de côté pour refroidir. Dans la même poêle, faites chauffer de l'huile, ajoutez de l'ail et des oignons verts et faites cuire à feu léger pendant 15 à 20 secondes en prenant garde de ne pas laisser l'ail roussir. Ajoutez l'épinard et un peu d'eau. Couvrez et faites cuire pendant environ 1 minute. L'épinard flétrira rapidement. Retirez le tout du feu et assaisonnez de poivre noir, de miettes de fromage feta et d'amandes rôties. Servez immédiatement, garni de zestes de citron.

Analyse nutritionnelle
de la recette d'épinard avec fromage feta et amandes

Portions alimentaires	Substances nutritives par portion
Protéine/produits laitiers 1	Calories 115
Matières grasses. 1	Gras (g) 7
	Graisses saturées (g) 2
	Cholesterol (mg). 15
	Sodium (mg). 300
	Calcium (mg) 225

Suppléments de calcium

Si votre régime alimentaire ne comprend pas suffisamment de calcium, vous devrez peut-être prendre un supplément de calcium pour compenser ce qu'il vous manque. Les suppléments sont souvent recommandés aux femmes ménopausées, car une supplémentation en calcium peut contribuer à réduire le niveau de perte osseuse.

Types

Choisir un supplément de calcium peut s'avérer compliqué, car divers composés de calcium sont employés dans les suppléments. Ces divers composés contiennent des quantités variables de ce qui est appelé communément le calcium élémentaire, qui représente la quantité de calcium réelle à la disposition de votre organisme. Vu que les quantités journalières de calcium recommandées sont calculées en termes de calcium élémentaire, vous devrez examiner attentivement les étiquettes. En ajoutant un zéro à la « valeur quotidienne sur cent » de calcium apparaissant sur l'étiquette, vous obtiendrez la quantité de milligrammes de calcium élémentaire.

Le carbonate de calcium, le citrate de calcium et le phosphate de calcium sont les composés les plus courants. On les retrouve sous forme de pilules, de capsules, en granulés effervescents, en friandises et en comprimés croquables. Faites votre choix en fonction de vos préférences et du supplément qui vous convient le mieux.

Carbonate de calcium. Ce composé est le moins cher et le plus couramment utilisé. Cependant, il peut causer la constipation. Il est plus efficace lorsqu'on le prend avec un repas.

Les antiacides croquables comme Rolaids et Tums contiennent des niveaux élevés de carbonate de calcium. Vérifiez bien les étiquettes pour savoir exactement combien de calcium élémentaire elles contiennent. En plus du carbonate de calcium, les suppléments de calcium à mâcher Viactiv contiennent les vitamines D et K qui aident à augmenter l'absorption de calcium. Cependant, nous vous adressons la mise en garde suivante : si vous prenez également des médicaments pour éclaircir le sang, par exemple de la warfarine (Coumadin), demandez à votre médecin s'il est prudent d'utiliser Viactiv, car étant donné que la vitamine K influence la coagulation sanguine, votre dose d'anticoagulants devra possiblement être ajustée.

Citrate de calcium. Ce composé est le plus facile à absorber et n'a pas besoin d'être pris avec les repas. Il est également moins concentré que le carbonate de calcium et vous devrez peut-être prendre deux fois plus de comprimés pour parvenir à la quantité recommandée.

Phosphate de calcium. Ce composé doit être pris en doses multiples, mais il est moins susceptible de causer la constipation.

Teneur en calcium et en vitamine D de suppléments courants

Produit	Calcium élémentaire par comprimé (mg)	Vitamine D (unités internationales) UI	Autres ingrédients
Carbonate de calcium			
Alka-Mints	340	0	
Caltrate 600 + D	600	200	
Caltrate 600 Plus	600	200	Zinc, cuivre, magnésium
Caltrate 600 + soja	600	200	25 mg d'isoflavones de soja
Centrum Silver	200	400	Multivitamine
Gélules Mylanta	220	0	125 mg magnésium
Mylanta extra-puissant	280	0	300 mg magnésium
One-A-Day Calcium Plus	500	100	50 mg magnésium
Os-Cal 500 + D	500	200	poudre de coquille d'huître
Os-Cal Ultra 600	600	200	autres vitamines et minéraux
Rolaids	220	0	
Rolaids extra-puissant	270	0	
Tums	200	0	
Tums Ultra	400	0	
Viactiv	500	100	40 mg vitamine K
Citrate de calcium			
Citracal	200	0	
Citracal + D	315	200	
GNC A-Z Calcium Citrate Plus	200	25	100 mg magnésium
Phosphate de calcium			
Posture-D	600	125	266 mg phosphore

Les mythes concernant le lait

Avez-vous du lait ? Pas question, répondront certaines personnes. Comme pour plusieurs aliments, le lait possède ses détracteurs. Ceux-ci s'inquiètent de la santé et de la sécurité du lait et d'autres produits laitiers. Voici quelques idées fausses au sujet du lait :

Le lait fait engraisser. Pour limiter l'apport en gras et en calories, certaines personnes éliminent inutilement tous les produits laitiers de leur alimentation. Toutefois, dans les faits, une consommation régulière de lait, de yogourt et de fromage écrémés peut contribuer à contrôler les corps gras. Une étude récente a démontré que la matière grasse du lait n'était pas liée aux effets négatifs habituellement associés à d'autres matières grasses. En fait, les gens qui consommaient le plus de lait avaient des tours de taille plus minces et pesaient moins que ceux qui évitaient systématiquement les produits laitiers. Une autre étude a révélé que les jeunes femmes qui consommaient du calcium provenant de produits laitiers perdaient plus de poids que celles qui ne consommaient ni produit laitier ni suppléments alimentaires.

Le lait affaiblit les os. Une recherche scientifique sérieuse a démontré que le lait et les produits laitiers étaient d'excellentes sources de nutriments qui sont essentiels à la solidité des os. Ainsi, plusieurs essais cliniques aléatoires, contrôlés, ce qui représente l'étalon or de la recherche médicale, ont utilisé des produits laitiers et ont tous démontré des effets positifs importants sur la santé des os.

Tirer le maximum des suppléments de calcium

Lorsque vous prenez un supplément de calcium, vous voulez vous assurer que votre organisme en absorbe la plus grande quantité possible. Les conseils suivants vous aideront à optimiser l'absorption et à réduire les risques d'effets secondaires désagréables comme la constipation et les gaz.

- Lisez attentivement les étiquettes des suppléments. Différents suppléments de calcium renferment différentes quantités de calcium élémentaire. Ainsi, même si une étiquette affiche 1 250 mg de carbonate de calcium, le supplément ne renferme peut-être que 500 mg de calcium élémentaire. Vous devez également tenir compte de la grosseur de la portion, car l'étiquette peut afficher 1 000 mg de calcium élémentaire par portion, mais une portion peut être constituée de trois comprimés.
- Prendre une grande quantité de calcium en une seule fois a pour conséquence de réduire la quantité absorbée. Il est possible d'augmenter

Le lait cause des allergies. Les allergies au lait sont habituellement une réaction à certaines composantes du lait comme la protéine caséine. Ce type d'allergie est inhabituel. Environ 1 à 3 % des enfants sont allergiques au lait de vache et cette allergie disparaît généralement avant l'âge de 3 ans. Chez les adultes, les allergies au lait sont encore plus rares. Toutefois, l'intolérance au lactose est assez répandue, mais la plupart des gens qui présentent cette intolérance sont capables de consommer de petites quantités de lait ou de produit laitiers sans en éprouver les symptômes (*voir* « Intolérance au lactose » en page 114.).

Le lait contient des antibiotiques et des hormones. L'emploi d'antibiotiques et d'hormones dans les aliments animaux est discutable. Cependant, même les détracteurs n'ont trouvé aucun résidu dans le lait. Bien que la *Food and Drug Administration* (FDA) approuve l'utilisation de la somatotropine ou hormone de croissance bovine pour favoriser la production de lait chez les vaches laitières, l'usage de ce stimulateur de croissance est interdit au Canada. Cette hormone se forme naturellement dans le lait et est biologiquement inactive chez les humains.

Beaucoup de gens évitent de consommer du lait et des produits laitiers en raison de ces idées préconçues. Malheureusement, ils se privent ainsi d'aliments dont ils pourraient non seulement apprécier le goût, mais qui procurent à l'organisme des nutriments importants, particulièrement le calcium.

l'absorption en prenant de plus petites quantités de calcium plusieurs fois par jour. Essayez de limiter chacune des doses de calcium élémentaire à 500 mg.

- Prenez vos suppléments de calcium avec les repas ou avec l'estomac plein, ceci aidera à l'absorption.
- Recherchez un produit portant un numéro DIN (*Drug Identification Number*), USP (*United States Pharmacopeia*) ou GP (*General Product*). Ces produits sont fabriqués pour répondre aux normes spécifiques canadiennes portant sur la teneur en plomb, la qualité et la dissolution. De façon générale, tenez-vous en aux noms de marques reconnues ou demandez à votre pharmacien de vous recommander un supplément.

- Évitez les préparations « naturelles » de calcium qui contiennent de la coquille d'huître, de la farine d'os ou de la dolomie, car ces suppléments sont susceptibles d'être contaminés par du plomb, de l'aluminium ou d'autres substances toxiques présentant des effets négatifs.
- Si vous avez tendance à oublier de prendre votre supplément, utilisez un pilulier de 7 jours pour respecter la posologie.
- Ne prenez pas plus de 2 500 mg de calcium par jour.

Effets secondaires

Les suppléments de calcium peuvent provoquer des flatulences, des ballonnements et de la constipation chez certaines personnes. Pour éviter ces effets secondaires, vous devez boire au moins de six à huit verres d'eau chaque jour, faire de l'exercice et vous assurer de manger beaucoup de légumes, de fruits et de céréales entières. Si vous développez un symptôme avec un type de supplément de calcium, optez pour une autre préparation, par exemple passez du carbonate de calcium au citrate de calcium, qui est moins susceptible de causer la constipation.

Si vous avez déjà eu des calculs rénaux, discutez-en avec votre médecin avant de prendre un supplément de calcium. Un apport élevé en calcium, surtout par l'intermédiaire de suppléments, peut augmenter vos risques de cancer de la prostate.

Chapitre 9

Demeurer actif

C omme tout le reste de votre corps, vos os se développent bien lorsqu'ils bougent. L'activité physique augmente la masse osseuse durant l'enfance, aide à maintenir la densité osseuse au début de la vie adulte et contribue à réduire la perte osseuse en vieillissant. L'exercice aide également à la posture et améliore l'équilibre, ce qui réduit les risques de chute. En plus de présenter des avantages pour la santé des os, l'activité physique permet de rester en santé et fort et donne plus d'énergie.

Ce chapitre vous guide vers une vie plus active. Les exercices décrits au cours des prochaines pages sont conçus pour renforcer vos os tout en réduisant les risques de fracture. Peu importe votre âge ou votre état, l'activité physique peut s'avérer un moment simple et agréable de votre journée.

Mettre la théorie en pratique

Même si vous avez toujours su que l'exercice était bon pour vous, vous n'avez peut-être pas eu le temps, l'énergie ou l'équipement approprié pour en faire. Peut-être trouviez-vous l'exercice ennuyant ou aviez-vous peur de vous blesser. En fait, 60 % des Canadiens ne font pas d'exercice et selon les estimations actuelles de l'Enquête sur la santé dans les collectivités canadiennes (ESCC), effectuée en 2000-2001, la majorité des Canadiens (56 %) sont physiquement inactifs. Moins de 25 % des Canadiens font régulièrement de l'exercice et plus de la moitié de ceux qui commencent à s'exercer arrêtent au cours des 6 premiers mois.

Si vous présentez des risques d'ostéoporose ou que vous en êtes déjà atteint, il est encore plus important de trouver le moyen d'intégrer l'activité physique à votre régime de vie. Vous hésitez peut-être à faire de l'exercice par peur de vous blesser ou de ressentir de la douleur. Toutefois, un manque d'activité physique ne fera qu'aggraver la perte osseuse et mettre votre squelette en danger. Votre objectif consistera à intégrer l'activité physique à votre routine quotidienne.

L'activité physique n'a pas besoin d'être une corvée ennuyeuse nécessitant de longues heures au gymnase et vous n'avez pas à faire l'acquisition de survêtements dispendieux ou d'équipement spécialisé. Effectuer des tâches routinières peut s'avérer aussi important que de tenir des séances d'exercice. L'exercice est une méthode structurée, planifiée, qui est souvent mesurée ou chronométrée, par exemple lorsque vous faites régulièrement 15 étirements ou que vous marchez d'un bon pas pendant 30 minutes. L'activité fait référence à presque tous les mouvements de votre corps lorsque vous effectuez des tâches routinières et que vous vaquez à vos occupations, y compris l'exercice. Consacrer quelques heures chaque jour à faire du rangement dans la maison, à magasiner, à tondre la pelouse, à promener le chien ou à jardiner peut contribuer à solidifier les os si vous le faites sur une base régulière.

Bien que les activités de tous les jours soient essentielles à tout plan d'action pour combattre l'ostéoporose, les besoins et les capacités d'une personne sont assez différents de ceux d'une autre. Ce type d'activité doit être évalué de façon individuelle par votre médecin.

Ce chapitre met l'accent la mise en place d'un programme d'exercice simple pour compléter les activités régulières de votre journée. Nous espérons que ces quelques conseils et règles générales permettront à tous et chacun, peu importe les circonstances, d'établir une routine d'exercice sécuritaire. Plusieurs des exercices décrits dans le présent chapitre sont susceptibles de vous intéresser et d'être inclus dans votre routine, mais beaucoup d'autres types d'exercice représenteraient aussi des choix valables.

Comment démarrer

Si vous essayez de prévenir ou de traiter l'ostéoporose, les types d'activités et d'exercices que vous choisirez devront l'être en fonction de vos objectifs, de votre état de santé général, de votre taux de perte osseuse et, bien sûr, de vos goûts. Vous voudrez sûrement éviter d'effectuer des exercices et des mouvements susceptibles de causer plus de dommages à vos os, car ce qui est valable pour une personne n'aidera pas nécessairement une autre. Votre médecin pourra vous aider à déterminer les exercices qui vous seront profitables et le niveau d'efforts à mettre en œuvre pour les effectuer.

Ce qui importe c'est de participer de façon sécuritaire à une activité physique sur une base régulière. Tout exercice effectué dans un cadre sécuritaire est mieux que l'inactivité et il est préférable de choisir des exercices agréables que vous aimerez faire pendant longtemps.

Une combinaison de différents exercices est recommandée afin d'aider à prévenir ou à traiter l'ostéoporose, notamment des exercices de mise en charge, des exercices contre résistance et d'autres pour renforcer le dos.

Consultez des spécialistes

Si vous avez l'ostéoporose, discutez avec votre médecin avant d'entreprendre un programme d'exercices. Pour commencer, un médecin est en mesure d'évaluer votre état de santé général et vos antécédents médicaux, par exemple si vous ou un autre membre de votre famille avez déjà eu des maladies cardiovasculaires ou fait de l'hypertension. Vous devez savoir que la prise de certains médicaments, particulièrement les tranquillisants et autres somnifères peut avoir des conséquences sur la façon dont votre corps réagit à l'exercice. Demandez à votre médecin si les médicaments que vous prenez sont susceptibles de nuire à votre programme d'exercice.

Vous voudrez peut-être également consulter un physiothérapeute ou un spécialiste de l'exercice physique pour savoir quels exercices de routine sont appropriés à votre condition, ceci sans oublier les périodes de réchauffement et de détente. Un physiothérapeute peut également vous faire une démonstration des mécaniques corporelles appropriées, de méthodes sécuritaires pour faire des étirements, renforcer vos muscles et utiliser correctement l'équipement. Certains hôpitaux et centres de conditionnement physique offrent des classes spéciales pour les personnes atteintes d'ostéoporose.

Évaluation du niveau de conditionnement physique

Bien que certaines maladies, y compris l'ostéoporose sont susceptibles d'empêcher la pratique d'un certain nombre d'activités, tout le monde ou presque peut pratiquer une forme ou l'autre d'exercice. Cependant, il est préférable d'avoir une bonne idée de son niveau de conditionnement physique afin d'établir une routine.

Si vous pouvez facilement effectuer toutes vos activités normales à un rythme raisonnable sans être à bout de souffle, étourdi, en sueur ou éprouver une douleur thoracique, vous êtes probablement assez en forme pour faire l'essai d'un programme d'exercice. Toutefois, n'oubliez pas que d'autres composantes de la forme physique comme la flexibilité et la force musculaires sont également importantes.

Une sensation de fatigue presque permanente, l'incapacité de suivre le rythme des gens du même âge, éviter de pratiquer des activités parce que vous savez que vous vous fatiguerez vite et que vous serez à bout de souffle après avoir marché sur une courte distance sont des indicateurs d'une mauvaise condition physique.

Si vous avez été inactif, affaibli par la maladie ou que votre densité osseuse est faible, ne vous attendez pas à pouvoir courir 5 km, à soulever des poids lourds et ne prévoyez pas faire 2 heures d'exercices par jour, 365 jours par année. Commencez par de courtes périodes d'exercice physique, n'excédant pas 5 à 10 minutes. Si tout va bien, augmentez graduellement votre activité, mais essayez de maintenir l'effort physique à un niveau où vous êtes en mesure de performer de façon sécuritaire.

Établissez vos objectifs

L'établissement d'objectifs est une excellente façon de se motiver et de respecter son programme d'exercice. Toutefois, faites en sorte que vos objectifs soient réalistes et réalisables. Il est toujours encourageant de voir ou de sentir des résultats lorsqu'on suit un programme d'exercice. Cependant, l'établissement d'objectifs trop élevés peut conduire à la désillusion et à l'échec.

Si vous avez l'ostéoporose, vos objectifs en termes d'activité physique peuvent être associés à :

- l'augmentation de votre capacité à exécuter des tâches quotidiennes
- maintenir ou améliorer votre posture et votre équilibre
- soulager ou atténuer la douleur
- prévenir les chutes et les fractures
- l'augmentation de votre sentiment de bien-être

Si vous souffrez de douleur chronique, les objectifs de votre programme d'exercice pourraient consister à atténuer la douleur et augmenter votre capacité de bouger. Une fois que vous aurez consulté votre médecin ou un physiothérapeute, vous disposerez d'une série d'exercices d'étirements en douceur à effectuer. Au départ, votre objectif pourrait consister à effectuer un certain nombre d'étirements chaque jour pendant une semaine. À la fin de cette semaine, notez si votre douleur a diminué et si vous êtes capables de bouger avec un peu plus de facilité. Le cas échéant, songez à augmenter votre activité en ajoutant une courte marche ou en augmentant le nombre d'étirements. Si vous ne vous sentez pas mieux, discutez avec votre médecin de la possibilité d'essayer d'autres exercices.

Si votre objectif général consiste à améliorer votre posture, vous pourriez commencer avec quelques exercices de posture et d'équilibre tous les deux jours. Peut-être vous fixerez-vous l'objectif de marcher d'un bon pas pendant 30 minutes, 4 jours par semaine. Commencez alors par une marche de 10 à 15 minutes, puis augmentez graduellement la durée.

Il est important de contrôler votre activité et de l'adapter à vos besoins et un agenda pourrait s'avérer utile pour noter vos progrès.

Évitez les mouvements dangereux

Si votre densité osseuse est faible ou que vous avez déjà l'ostéoporose, il serait prudent de prendre quelques précautions lorsque vous faites vos exercices ou pratiquez vos activités régulières. Certains mouvements pourraient s'avérer dangereux en raison de la pression exercée sur la colonne vertébrale. Vous serez peut-être incapable d'éviter tous ces mouvements, alors soyez prudent et assurez-vous d'adopter une bonne posture et de faire une utilisation sécuritaire de la mécanique corporelle lorsque vous les effectuez. Soyez attentif à votre façon de bouger.

Se pencher vers l'avant. Évitez les activités et les exercices dans lesquels il faut se pencher vers l'avant, car ils augmentent les risques de fracture par compression des vertèbres. Essayez de ne pas pencher votre dos vers l'avant lorsque vous faites le lit, que vous attachez vos lacets de souliers, que vous arrachez les mauvaises herbes ou que vous vous penchez pour ramasser quelque chose au sol ou dans toute autre activité de même nature. Gardez le dos droit lorsque vous pliez les genoux pour abaisser votre corps. Il est particulièrement dangereux de pencher le torse vers l'avant si vous transportez quelque chose, par exemple si vous sortez une poêle pesante du four ou que vous déposez un sac d'épicerie au sol.

Soulever des objets pesants. Évitez de soulever des objets pesants, par exemple des paniers pleins de vêtements destinés à la lessive, des sacs d'épicerie ou des haltères. Ce geste mettrait de la pression sur vos vertèbres. Si vous devez soulever un objet lourd, tenez-le près de votre corps et soyez prudent lorsque vous ouvrez des fenêtres ou une porte de garage.

Torsion. Les mouvements de torsion peuvent exercer une pression inhabituelle sur la colonne vertébrale. Lorsque vous conduisez, utilisez vos rétroviseurs pour reculer et stationner, de façon à éviter d'avoir à faire un mouvement de torsion pour regarder par la lunette arrière. Le golf et le bowling sont deux sports ordinaires qui comportent des torsions et peuvent s'avérer dangereux. Demandez à votre médecin ou votre physiothérapeute s'il vous est possible de pratiquer ces sports de façon sécuritaire.

Lever les bras au-dessus de la tête. Lever les bras au-dessus de la tête pour essayer de saisir quelque chose dans une armoire de cuisine est déconseillé aux personnes souffrant d'une grave déviation de la colonne vertébrale et dont la posture est voûtée (cyphose).

Signes d'alarme durant les exercices

Peu importe les exercices que vous faites, arrêtez-vous et demandez immédiatement de l'aide si vous éprouvez l'un des malaises suivant :

- Oppression dans votre poitrine
- Essoufflement
- Douleur thoracique, douleur dans les bras ou la mâchoire, particulièrement du côté gauche
- Palpitations cardiaques
- Étourdissements, évanouissements ou maux d'estomac

Activités à impact important. Les activités qui comportent des mouvements violents, des départs et des arrêts brusques et des transferts de poids rapides exercent une pression trop forte sur la colonne vertébrale et sont susceptibles de provoquer des chutes et des blessures aux genoux chez les aînés. Ces activités comprennent le jogging, la course, le soccer, les sports de raquettes, le volleyball et le basketball.

Allez-y !

Le plus grand défi auquel la plupart des gens sont confrontés consiste à trouver la motivation pour suivre un programme d'exercice. Vous devez vous engager à être actif. Ceci ne veut pas dire que vous n'aurez pas d'empêchements et de ne pas prendre de pauses à l'occasion. L'essentiel, c'est de reprendre les activités physiques après une pause occasionnelle. Tenez compte des suggestions suivantes au moment d'entreprendre votre programme d'activité physique :

• Commencez lentement. Ne vous lancez pas immédiatement dans un programme d'exercice intense si vous n'avez pas été actif de façon régulière. Contentez-vous plutôt d'un peu d'exercice et augmentez graduellement la quantité et le niveau d'efforts.

• Prévoyez un moment dans votre journée pour pratiquer votre activité physique comme vous le feriez pour une course importante ou une activité sociale, mais ne soyez pas trop rigide quant à l'obligation de faire vos exercices si vous n'en avez pas envie. Si vous êtes très fatigué ou mal en point, prenez une journée ou deux de repos.

• Respectez votre rythme. Si vous êtes incapable de discuter en faisant vos exercices, c'est probablement qu'ils sont trop difficiles.

• Soyez à l'écoute de votre corps. Vous éprouverez peut-être des douleurs musculaires et des malaises lorsque vous commencerez à faire des exercices, mais cela ne devrait pas être trop douloureux et les choses devraient se replacer au bout de 24 à 48 heures. Si la douleur persiste, c'est peut-être que vous faites trop d'efforts et que vous devriez mettre la pédale douce.

Exercices pour l'ostéoporose

Trois types d'exercices sont souvent recommandés aux personnes atteintes d'ostéoporose: des exercices pour renforcer le dos, des exercices de mise en charge et des exercices contre résistance. Faire un peu de ces trois types d'exercices dans le cadre d'un programme structuré vous aidera à maintenir des os solides et à conserver une bonne posture. N'oubliez pas qu'un exercice physique n'a pas besoin d'être ardu ou d'avoir un impact important pour être efficace.

Réchauffement et détente

Il est important de prendre le temps de se réchauffer avant d'effectuer tout exercice physique et de se détendre après coup. Le réchauffement permet d'augmenter graduellement la fréquence cardiaque et d'assouplir les muscles, ce qui réduit les risques de blessures.

Pour vous réchauffer, marchez lentement, puis augmentez graduellement le rythme ou commencez une activité comme le cyclisme ou la natation à un rythme plus lent que celui auquel vous êtes habitué, jusqu'à ce que vous vous sentiez à l'aise et détendu.

Terminez chacune de vos séances d'exercice en marchant lentement ou en continuant votre activité à un rythme plus lent. C'est également le meilleur temps pour étirer les muscles que vous avez utilisés pendant l'exercice.

Exercice de mise en charge

Les exercices de mise en charge n'ont rien à voir avec l'haltérophilie. Ils sont exécutés debout et les os de la partie inférieure de votre corps supportent votre poids. Ces activités contribuent à ralentir la perte minérale osseuse dans les jambes, les hanches et le bas de la colonne vertébrale.

Beaucoup de jeunes adultes développent leur masse musculaire en participant à des activités à impact important, ce qui place une charge plus importante sur leurs os. Ces activités à impact important comprennent le jogging, le soccer, le basketball, le volleyball, les sports de raquettes, la danse et le patinage artistique.

Les aînés ou les gens qui présentent une densité osseuse faible devraient se prémunir contre des impacts trop violents et éviter les activités qui comportent des risques élevés de chute. Les activités à faible impact comme la marche exercent moins de pression sur leurs os fragiles. Les gens plutôt frêles peuvent opter pour des exercices qui n'exigent aucun transfert

---

Activités de mise en charge à faible impact

Toutes les activités suivantes constituent des choix sécuritaires et vivifiants pour une personne atteinte d'ostéoporose :

- Marche
- Marche sur un tapis roulant
- Utilisation d'une machine de ski de fond
- Utilisation d'un escaladeur
- Danse aérobique dans l'eau
- Marche dans l'eau profonde
- Danse aérobique à faible impact
- Cyclisme à l'extérieur
- Jardinage léger

Source: *National Osteoporosis Foundation*, 2000

---

de poids plutôt que des exercices de mise en charge. Les exercices qui n'exigent aucun transfert de poids comprennent la natation, les exercices au sol ou la bicyclette stationnaire.

Souvenez-vous que la mise en charge se fait debout. L'essentiel consiste à choisir des exercices que vous aimez. Étant donné que la marche améliore l'équilibre et la coordination, il s'agit également d'un des meilleurs exercices pour réduire les risques de chute. Toutefois, n'oubliez pas d'intégrer des périodes de réchauffement et de détente.

Faites une marche rapide autour du pâté de maisons avec un voisin ou marchez sur un tapis roulant en regardant la télévision. Si vous ne pratiquez pas la marche régulièrement en tant qu'exercice, vous pouvez tout de même en tirer des avantages en faisant de courtes promenades le plus souvent possible. Agrémentez vos marches en vous faisant accompagner d'un ami ou de votre conjoint. Lorsque le temps est maussade, optez pour la marche à l'intérieur, soit dans un centre commercial ou un club de santé.

Les bienfaits de l'aérobie. Les exercices de mise en charge procurent aussi des bienfaits aérobiques. Les activités aérobiques augmentent le rythme respiratoire et la fréquence cardiaque, ce qui améliore la santé du cœur, des poumons et du système circulatoire. L'aérobie augmente l'endurance, ce qui facilite toute autre activité physique, que ce soit le nettoyage de la maison ou monter les gradins lorsque vous allez voir jouer votre petite-fille au basketball.

Même si votre médecin vous recommande d'éviter les exercices de mise en charge, vous pouvez profiter des bienfaits aérobiques d'exercices à faible impact ou sans impact, comme la natation, l'aquaforme et le vélo stationnaire.

La marche : un exercice idéal

La marche est vue comme un exercice sécuritaire, simple, qui ne coûte rien et qui secoue peu les os. Elle n'exige pas d'équipement spécial, de cours, de participants ou de cotisation. Pour beaucoup d'aînés et de personnes atteintes d'ostéoporose, la marche est devenue l'activité physique principale.

Un programme de marche ne devrait être ni trop facile ni trop ardu. Au début, commencez par une courte distance à un rythme raisonnable, puis augmentez graduellement la distance, mais non le rythme. Lorsque vous vous sentirez plus en forme, vous pourrez entreprendre un programme de marche sportive. La marche sportive se pratique à une vitesse d'environ 3 à 5 milles à l'heure. Ce genre de programme devrait être suivi aux deux jours afin de développer la flexibilité et l'endurance.

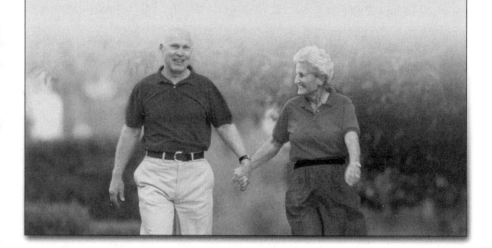

Exercice contre résistance

Alors que les exercices de mise en charge utilisent la gravité pour renforcer les os des membres inférieurs, les exercices contre résistance exercent un poids ou une résistance sur des muscles particuliers afin de les renforcer. Des muscles solides permettent de se tenir droit et de bouger de façon assurée, en plus de vous aider à éviter de tomber. Les activités qui développent la puissance musculaire travaillent également de façon directe sur l'os pour ralentir la perte minérale osseuse.

Pour créer de la résistance, vos muscles doivent pousser ou tirer contre une force opposée. Une des façons les plus courantes d'effectuer des exercices contre résistance consiste à lever des poids, soit en utilisant des poids et haltères ou des bancs de musculation. Voilà pourquoi l'exercice contre résistance est parfois appelé entraînement musculaire, entraînement avec poids et haltères ou musculation. Toutefois, des maladies comme l'ostéoporose rendent difficile, sinon impossible, la manipulation de poids lourds. Cependant, il existe d'autres méthodes d'entraînement musculaire plus modérées, notamment les exercices isométriques, les bandes de résistance et l'aquaforme.

Pourquoi avez-vous besoin d'exercice contre résistance ? En vieillissant, les fibres musculaires rétrécissent en nombre et en volume. Parfois, après l'âge de 30 ans, la masse musculaire commence à diminuer d'environ 1 % chaque année, ce qui veut dire que vous pourriez être 40 % plus faible à 70 ans qu'à 30 ans. La perte de masse musculaire n'affecte pas seulement la force, mais aussi l'équilibre et la coordination. L'exercice contre résistance peut ralentir ou même inverser le déclin de la masse musculaire et de la densité osseuse dû au vieillissement, aider à prévenir les fractures par compression et la posture voûtée, en plus de réduire les risques de chute.

Si vous êtes atteint d'ostéoporose, vous aurez besoin d'aide pour concevoir un programme d'exercice contre résistance comprenant des techniques de soulèvement appropriées et adaptées à votre degré de perte osseuse. Consultez votre médecin, un spécialiste en réadaptation (physiatre), un physiothérapeute ou un entraîneur sportif agréés pour déterminer le type d'exercice contre résistance qui vous convient le mieux.

Entraînement avec poids et haltères. Beaucoup d'aînés, y compris ceux atteints d'ostéoporose, peuvent participer à des exercices avec poids et haltères avec une supervision appropriée. Toutefois, vous devez d'abord consulter votre médecin qui sera en mesure de vous recommander des exercices en fonction de votre densité osseuse et de votre niveau de forme physique. Les poids doivent être légers et vous devrez vous conformer à la méthode appropriée pour éviter de mettre trop de pression sur votre colonne vertébrale.

S'exercer avec des poids et haltères est une excellente façon de développer la masse musculaire, car il s'agit de simulation de mouvements effectués dans la vie de tous les jours, comme transporter des boîtes ou soulever un sac d'épicerie. Commencez avec des poids de 1 ou 2 livres et ne dépassez pas 5 livres. Vous devriez être en mesure de soulever ces poids sans difficulté au moins huit fois. Une série de 10 soulèvements aide à développer les muscles.

La plupart des gymnases, des centres de culture physique et quelques écoles disposent de poids et haltères ainsi que d'appareils à contrepoids. Souvent, il y a sur place des instructeurs prêts à vous aider. Vous pouvez fabriquer vos propres poids en remplissant de vieilles chaussettes de fèves ou en remplissant à moitié une cruche de 1,5 litre avec de l'eau ou du sable.

Il est également possible de se procurer des poids usagés dans certaines boutiques d'équipements sportifs, sinon consultez les annonces classées des journaux, car on y retrouve souvent des ensembles de poids et haltères.

Exercices isométriques. Ces exercices impliquent une tension des muscles en les maintenant dans des positions stables. Lorsqu'on appuie un bras contre le mur, il se produit une accumulation de tension dans les muscles, même si le bras ne bouge pas. C'est votre propre corps qui crée la résistance.

Les exercices isométriques sont particulièrement utiles pour les gens qui récupèrent de blessures qui limitent les mouvements. Toutefois, les exercices isométriques sont à éviter si vous faites de l'hypertension ou que vous avez un trouble cardiaque, car la tension artérielle peut augmenter de façon importante durant les contractions musculaires.

Bandes de résistance. De larges bandes élastiques ou en latex, qui ressemblent à de grosses bandes de caoutchouc, offrent une résistance lorsqu'on exerce une traction sur elles. Ces bandes comportent divers niveaux de résistance correspondant à votre niveau de conditionnement physique. Consultez votre médecin ou un spécialiste du conditionnement physique afin de choisir le niveau de résistance qui vous convient. Une personne atteinte d'ostéoporose devrait commencer par des bandes à faible résistance. Les bandes de résistance peuvent facilement être utilisées à la maison ou rangées dans une valise pour vous accompagner dans vos déplacements. Certaines bandes sont munies de poignées ou d'un ancrage et peuvent être fixées à une porte.

Aquaforme. L'eau offre une résistance lorsqu'on exerce une poussée contre elle. Le simple fait de marcher dans l'eau avec une posture adéquate renforce les muscles abdominaux. Vous pouvez également effectuer des mouvements des membres inférieurs et supérieurs comme des positions accroupies et des flexions dans l'eau. Pour une séance plus intense, employez des haltères et des chaussures avec des poids (lestées), pour augmenter la résistance naturelle de l'eau.

Plusieurs organisations, y compris le YMCA, les centres de conditionnement physique et les hôpitaux offrent des cours d'aquaforme. Recherchez un instructeur accrédité en réanimation cardio-respiratoire (RCP) qui possède une formation en sécurité nautique. Assurez-vous d'informer votre instructeur de toute maladie particulière telle que l'ostéoporose ou d'un trouble cardiaque susceptibles d'affecter votre séance d'entraînement.

Plusieurs exercices contre résistance sont illustrés aux pages 134 et 135, mais beaucoup d'autres peuvent également convenir. Consultez votre médecin pour vous assurer de choisir des exercices appropriés.

Bougez lentement et en douceur lorsque vous faites ces exercices. Inspirez avant de soulever les poids ou d'exercer une pression et expirez lorsque vous soulevez les poids. Essayez de répéter chaque exercice 10 fois.

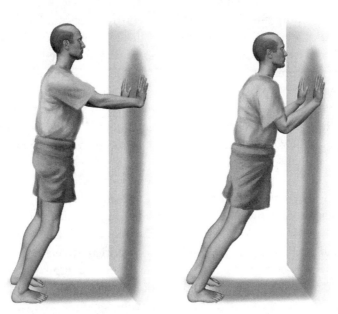

Appui des mains contre le mur. Faites face au mur et tenez-vous suffisamment loin pour pouvoir placer vos paumes sur les murs en pliant légèrement les coudes. Gardez vos talons à plat au sol et penchez-vous vers le mur en supportant le poids de votre corps avec vos bras. Essayez de garder le dos droit, redressez vos bras et revenez en position verticale.

Redressement sur une chaise. Prenez place sur une chaise qui a des bras. Soulevez votre corps de la chaise avec la seule force de vos bras et maintenez cette position pendant 10 secondes, puis détendez-vous et recommencez.

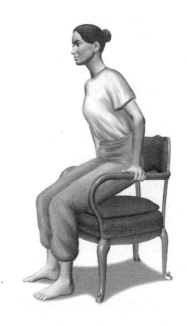

Étirement et flexibilité

Les exercices d'étirement aident à augmenter la flexibilité, un autre élément important d'un programme de conditionnement physique. La flexibilité est la capacité de bouger une partie du corps comme un bras ou une jambe dans différentes directions autour d'une articulation, comme un genou ou un coude. Une latitude de déplacement maximale autour des articulations contribue à prévenir les lésions musculaires.

Les exercices spécifiques que vous ferez dépendront de votre condition physique et des objectifs que vous vous serez fixés. Ainsi, les personnes qui présentent une densité osseuse faible ont intérêt à opter pour les exercices de renforcement dorsal décrits et illustrés dans le présent chapitre.

Les exercices d'étirement peuvent être effectués tous les jours, souvent en même temps que les exercices de mise en charge. Lorsque vos muscles sont relâchés, au bout de 8 à 10 minutes d'exercice, c'est le meilleur temps pour pratiquer vos étirements. Si vous faites des étirements sans période de réchauffement, vous augmentez les risques de claquages.

Les étirements doivent se faire lentement et en douceur. Ne vous étirez que jusqu'à ce que vous sentiez une légère tension dans le muscle. Détendez-vous et respirez profondément lorsque vous vous étirez. Prolongez vos étirements pendant au moins 30 secondes. Il faut du temps pour allonger ses muscles de façon sécuritaire.

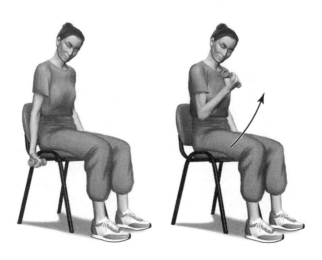

Flexion des biceps. Asseyez-vous dans une chaise et placez vos bras le long de votre corps. Pliez un bras à la hauteur du coude en soulevant un poids de 1 ou 2 livres jusqu'à votre épaule sans bouger l'épaule ni le bras. Abaissez lentement le poids, puis répétez l'exercice avec l'autre bras.

Exercice de renforcement dorsal

Le renforcement de vos muscles dorsaux peut aider à traiter l'ostéoporose en maintenant ou en améliorant votre posture. La posture voûtée qui est la conséquence de fractures par compression peut augmenter la pression le long de la colonne vertébrale et conduire à d'autres fractures par compression. L'adoption d'une posture adéquate constitue un moyen de prévenir ces fractures.

Des exercices dans lesquels il faut arquer légèrement le dos peuvent renforcer les muscles dorsaux et réduire la pression sur les os. N'oubliez pas d'éviter les exercices qui arrondissent le dos, car ils sont susceptibles d'augmenter la pression sur votre colonne vertébrale.

Quelques exercices de renforcement dorsal sont décrits ci-après, mais il existe beaucoup d'autres exercices et vous aurez l'embarras du choix. Faites ce genre d'exercice une ou deux fois par jour. Pour commencer, essayez de répéter trois fois chacun des exercices, mais n'en faites pas plus de 10. Ajoutez de nouveaux exercices ou plus de répétitions uniquement si la série d'exercices de départ devient facile pendant au moins 3 jours consécutifs. Aucun de ces exercices ne devrait vous causer de douleur au moment de les faire ou pendant plus d'une journée après les avoir effectués.

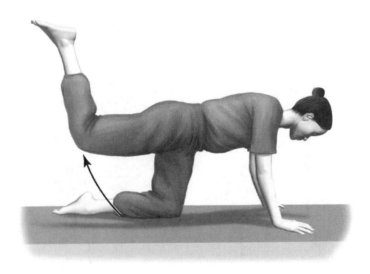

Extension du bas du dos (lombaires). Placez-vous sur les mains et les genoux, soulevez une jambe à la hauteur de la hanche en gardant votre genou plié sans changer la position de votre tronc. Conservez cette position pendant 5 secondes, puis répétez l'exercice avec l'autre jambe.

Extension du haut du dos.
Asseyez-vous droit sur une
chaise, enfoncez le menton et
détendez vos épaules. Avec les
coudes pliés et les bras vers
l'arrière, ramenez vos omoplates ensemble pendant que vous
redressez le haut du dos. Inspirez profondément en rame-
nant doucement vos bras vers
l'avant et retournez en position
de départ en expirant.

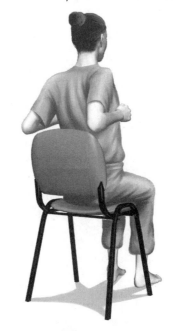

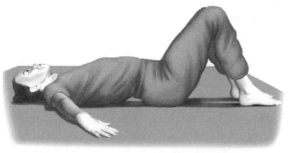

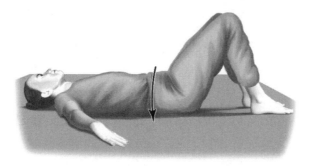

Inclinaison du bassin. Allongez-vous au sol sur le dos avec les genoux
pliés et les pieds à plat au sol. Contractez vos muscles abdominaux pendant que vous faites rouler votre bassin de haut en bas en aplatissant le
creux de vos reins contre la surface. Évitez d'utiliser les muscles de vos
jambes et de vos fesses. Conservez cette position pendant 5 secondes,
puis relâchez.

Quelle quantité d'exercice devriez-vous faire ?

Même si vous avez trouvé les exercices appropriés, il est possible que vous ayez d'autres interrogations. À quelle fréquence devriez-vous faire vos exercices (fréquence) ? Quel rythme devriez-vous adopter (intensité) ? Quelle devrait être la durée des séances d'exercice (durée) ? Votre médecin ou un physiothérapeute pourraient vous aider à répondre à toutes ces questions. Souvenez-vous qu'il est préférable de commencer par des exercices faciles, puis au fur et à mesure de votre progression, d'augmenter graduellement le niveau de difficulté. Si vous prenez une pause de plus de quelques jours, recommencez graduellement en faisant moins d'exercices pour quelques jours. Voici d'autres conseils.

Fréquence

Pour retirer le plus de bienfaits possibles de ces exercices, essayez de faire les exercices de mise en charge et de renforcement dorsal presque tous les jours et intégrez les exercices contre résistance deux ou trois fois par semaine.

Intensité

Pour les exercices de mise en charge, commencez à un rythme qui vous permettra de continuer pendant 5 à 10 minutes sans ressentir de fatigue. Règle générale, si vous n'êtes pas capable de tenir une conversation pendant que vous effectuez les exercices, vous faites sans doute trop d'efforts.

Pour la plupart des gens, les exercices de résistance doivent être exécutés à environ 80 % de leur force musculaire maximale. Ne vous surmenez pas. En gros, vous devez soulever le même poids de 8 à 10 fois. De façon générale, pour favoriser le renforcement des os, il est préférable d'augmenter l'intensité des exercices, soit le niveau d'effort, de façon graduelle.

Durée

Au début, essayez d'accumuler au moins 30 minutes d'exercices de mise en charge chaque jour. Vous n'êtes pas obligé de les faire en une seule fois et vous devez plutôt penser en termes d'activités accomplies au cours d'une journée complète, y compris les tâches routinières.

Au bout d'environ 6 mois pendant lesquels vous aurez amélioré votre condition physique et augmenté graduellement votre activité physique, une séance d'exercice quotidienne devrait inclure une période de réchauffement de 5 minutes, 30 minutes d'exercices de mise en charge et de 5 à

10 minutes de relaxation et d'étirements. Les exercices de renforcement dorsal peuvent prendre de 10 à 15 minutes. Intégrez à votre routine, deux ou trois fois par semaine, une période d'exercices contre résistance d'une durée de 10 à 20 minutes. Tous ces exercices peuvent être effectués dans le cadre de séances plus courtes et étalées sur toute la journée.

Demeurer actif

L'activité et les exercices jouent un rôle prépondérant dans la prévention ou le contrôle de la maladie chez une personne à risque ou déjà atteinte d'ostéoporose. Peu importe le type d'exercices choisi, l'essentiel consiste à se mettre en marche et à en faire une habitude régulière.

C'est l'attitude qui compte. Si vous êtes incapable de respecter un programme d'exercice, c'est qu'il vous manque un ingrédient essentiel, soit le plaisir. Si le fait de vous exercer est une corvée, vous ne tiendrez pas le coup longtemps. Intégrez l'exercice physique aux activités et aux loisirs quotidiens que vous appréciez. Pratiquez des activités avec des amis et des membres de la famille ou optez pour une activité que vous avez toujours voulu essayer.

Voici d'autres façons de rester motivé :
- Si vous êtes un débutant, prévoyez un programme d'exercice de 6 mois. Les gens qui parviennent à conserver de nouvelles habitudes pendant 6 mois ont généralement du succès à long terme et l'exercice devient une habitude.
- Optez pour des exercices qui correspondent à votre personnalité, à votre état de santé physique et à votre style de vie. Préférez-vous vous entraîner seul ou en groupe ? Aimez-vous faire vos exercices à l'intérieur ou à l'extérieur ?
- Joignez un cours dans lequel il y a des personnes du même âge et qui présentent la même condition physique que vous. L'encouragement d'autres personnes vous aidera à persister.
- Trouvez-vous un partenaire d'exercice. S'exercer avec une autre personne est un excellent moyen de conserver sa motivation. Encouragez vos amis et votre famille à faire de l'exercice avec vous.
- Mettez de la diversité dans votre programme d'exercice pour ne pas qu'il devienne monotone et, par exemple, alternez la marche et le cyclisme avec la natation ou un cours d'aérobique à faible impact. Par beau temps, pratiquez vos exercices de renforcement dorsal à l'extérieur.

- Soyez flexible. Si vous voyagez ou que vous êtes particulièrement occupé un jour en particulier, il est acceptable d'adapter ou d'abréger votre programme d'exercice pour l'harmoniser à votre horaire.
- Enregistrez vos progrès. La tenue d'un journal aide à cheminer vers ses objectifs et vous indique le chemin parcouru.
- Récompensez-vous à certaines étapes de votre programme d'exercice. Planifiez une activité que vous désirez faire depuis longtemps. Assistez à un concert, participez à un événement social, rencontrez un ami ou allez à votre restaurant préféré.
- Oubliez les manquements. Il arrive à tous et chacun de délaisser l'exercice à un moment ou à un autre et ce n'est pas une raison pour abandonner. Souvenez-vous qu'il ne s'agit que d'un recul temporaire et repartez de plus belle.

Être actif physiquement sur une base régulière est l'un des cadeaux les plus précieux que vous puissiez vous faire. Il peut s'agir d'une simple marche autour du pâté de maisons ou de quelques étirements en écoutant de la musique. Une plus grande activité physique et un régime alimentaire sain peuvent améliorer votre santé et vous aider à contrôler des maladies comme l'ostéoporose.

Chapitre 10

Prise de médicaments

Un apport suffisant de calcium et de vitamine D dans votre régime alimentaire ainsi que l'activité physique sont des éléments essentiels dans un plan d'action contre l'ostéoporose. Toutefois, ces mesures ne peuvent éliminer complètement, à elles seules, la perte osseuse due au vieillissement chez les aînés. De même façon, ces mesures ne sont pas suffisantes pour traiter l'ostéoporose une fois que vous avez développé la maladie. Ainsi, en plus du régime alimentaire et de l'exercice, des médicaments sont souvent prescrits pour ralentir la perte osseuse et réduire les risques de fracture.

Votre médecin pourrait vous prescrire un médicament pour prévenir ou traiter l'ostéoporose dans les circonstances suivantes :

- Votre densité osseuse est faible, vous êtes postménopausée ou vous présentez d'autres facteurs de risques d'ostéoporose.
- Vous avez reçu un diagnostic d'ostéoporose.
- Vous subissez des pertes osseuses de façon continue ou une fracture, même si l'apport de calcium et de vitamine D de votre régime alimentaire est suffisant et que vous êtes actif physiquement.

Autrefois, l'œstrogène était le traitement par excellent pour l'ostéoporose. Actuellement, il est plus délicat d'opter pour l'œstrogène, car une étude récente a révélé les dangers de son utilisation à long terme. Toutefois, employé sur une courte période, l'œstrogène est efficace et encore prescrit pour contrôler les changements provoqués par la ménopause, y compris la perte osseuse relative à l'âge.

D'autres médicaments comportant moins d'effets négatifs que l'œstrogène représentent des options efficaces pour la prévention et le traitement de l'ostéoporose. Parmi ces médicaments, on retrouve une catégorie de médicaments connus sous le nom de bisphosphonates, de même que la raloxifène, la calcitonine et un nouveau médicament dérivé de la parathormone. La *Food and Drug Administration* (FDA) a approuvé tous ces médicaments, qui sont également en usage au Canada. Plusieurs autres médicaments maintenant utilisés pour traiter des maladies autres que l'ostéoporose, notamment l'acide zolédronique, le pamidronate et les diurétiques thiaziciques peuvent également s'avérer utiles pour renforcer les os. Ces médicaments sont sous enquête aux États-Unis et ne sont pas encore approuvés par la FDA pour le traitement de l'ostéoporose, mais ont été approuvés par Santé Canada.

Œstrogène et hormonothérapie de remplacement

Pendant de nombreuses années, l'œstrogène, bien que ses effets à long terme n'aient jamais été étudiés, était vu comme le meilleur moyen de prévenir la perte osseuse chez les femmes. L'œstrogène a aussi été prescrit pour soulager les symptômes de la ménopause comme les bouffées de chaleur, les troubles émotifs, les sautes d'humeur, les troubles du sommeil et les transformations au niveau du vagin et de la vessie.

La ménopause survient généralement vers l'âge de 50 ans. Durant la ménopause, les ovaires féminins produisent une quantité beaucoup moins importante d'œstrogène et de progestérone, qui sont les deux hormones sexuelles principales chez la femme. Après la ménopause, la production d'hormones sexuelles chute à une fraction de ce qu'elle était auparavant. Vu l'importance que joue l'œstrogène dans la santé des os, les premières années qui suivent la ménopause voient la densité osseuse décliner de façon rapide.

L'hormonothérapie de remplacement (HTR) fournit l'œstrogène naturel que votre corps produisait en grande quantité avant la ménopause. Chez les femmes qui n'ont pas subi d'hystérectomie, un progestatif est prescrit en plus de l'œstrogène. Un progestatif est un des nombreux médicaments synthétiques qui reproduisent les effets de la progestérone. Cette combinaison est nécessaire, car l'œstrogène utilisé seul augmente les risques de cancer utérin chez les femmes. Un progestatif peut protéger l'utérus contre ce problème. Les femmes qui ont subi une hystérectomie peuvent prendre uniquement de l'œstrogène.

L'hormonothérapie de remplacement double environ la quantité d'œstrogène dans le corps après la ménopause, mais le taux d'œstrogène ne s'approchera jamais de celui qui prévalait avant la ménopause. En plus de soulager les symptômes de la ménopause, l'hormonothérapie de remplacement (HTR) réduit l'effondrement osseux de façon efficace et peut se traduire par une augmentation de 5 à 6% de la densité osseuse des vertèbres lombaires lorsqu'elle est utilisée sur une période de 1 à 3 ans. Des études démontrent qu'une HTR est également utile au niveau de la prévention des fractures de la hanche, de la colonne vertébrale et d'autres régions du squelette.

On estime qu'au milieu de années 1990, de 35 à 40% des femmes postménopausées en Amérique du Nord ont eu recours à une hormonothérapie de remplacement. Plusieurs de ces femmes ont cessé l'hormonothérapie de remplacement en moins d'un an d'usage pour diverses raisons. D'autres ont continué le traitement, parfois même jusqu'à l'âge de 70 ans et plus, car elles se sentaient mieux. Le nombre d'usagers de l'hormonothérapie de remplacement a récemment connu un déclin important avec la divulgation de nouveaux éléments d'information sur les effets des thérapies avec œstrogène.

Risques d'utilisation à long terme

Des découvertes suite à une étude menée par la *Women's Health Initiative* (WHI) et organisée par les *National Institutes of Health,* ont soulevé d'importantes inquiétudes au sujet de l'utilisation à long terme de l'hormonothérapie de remplacement. Une étude de la WHI a été interrompue prématurément en juillet 2002 en raison des risques de santé courus par les participantes qui prenaient Premarin, une pilule composée d'œstrogène et d'un progestatif qui excédait les limites de risques établies en vertu de cette étude.

16 000 femmes âgées entre 50 et 79 ans participaient à cette étude. Environ la moitié des participantes ont pris du Premarin et l'autre moitié a reçu un placebo. Ces femmes ont participé à l'étude pendant une période moyenne de 5 ans. Celles qui avaient pris du Premarin ont vu augmenter leurs risques de cancer du sein, d'accident vasculaire cérébral, de crise cardiaque et de formation de caillot sanguin (*voir* rubrique «Résultats de la *Women's Health Initiative*» en page 142). Toutefois, les résultats de l'étude ont fait ressortir les avantages de l'hormonothérapie de remplacement pour les os pendant cette période, car les participantes qui ont pris du Premarin présentaient moins de risques de fracture de façon générale et de fracture de la hanche.

L'étude de la WHI n'évaluait pas les effets de l'hormonothérapie prise à des doses différentes ou sous forme de timbre transdermique, d'anneau vaginal ou de crème, chacune de ces méthodes présentant ses propres risques et bienfaits potentiels. De plus, cette étude a révélé que l'œstrogène

Résultats de la *Women's Health Initiative*

En 2002, le *National Institutes of Health* a mis fin à une partie de son projet Women's Health Initiative de façon précoce en raisons de risques graves pour la santé, décelés chez des femmes qui ont participé à l'étude et suivi une hormo-nothérapie de remplacement (HTR). Hormis les risques, d'importants avantages sont associés à l'hormonothérapie de remplacement, notamment une diminution du nombre de fractures.

Les risques associés à la prise de Premarin
Occurrence annuelle sur un groupe de 10 000 femmes

	Sans Premarin	Avec Premarin
Cancer du sein	30	38
AVC (accident vasculaire cérébral)	21	29
Crise cardiaque	23	30
Coagulation sanguine grave (caillot)	16	34

Avantages liés à l'utilisation de Premarin
Occurrence annuelle sur un groupe de 10 000 femmes

	Sans Premarin	Avec Premarin
Cancer colorectal	16	10
Ensemble des fractures	19,1	14,7
Fractures de la hanche	15	10

n'avait eu que peu de bienfaits dans le traitement des symptômes de la ménopause. Une autre étude de la WHI qui évaluait les effets de la prise d'œstrogène seul sous forme de pilule, sans progestatif, est toujours en cours, car les risques n'ont pas excédés les limites préétablies.

Quelles sont les implications ?

Selon les résultats de la WHI, 30 cas de cancer du sein invasif sont prévus chaque année parmi les 10 000 femmes qui n'ont pas pris du Premarin. En comparaison, 38 cas de cancer du sein invasif sont prévus chez un même nombre de femmes qui prennent du Premarin. Les risques d'accident vas-culaire cérébral, de crise cardiaque et de formation d'un caillot sanguin ont également augmenté de façon perceptible. Ces résultats ont provoqué une réévaluation spectaculaire de ce traitement qui était accepté comme étant le meilleur pour beaucoup de femmes âgées. Toutefois, ces chiffres ne veulent pas dire, de façon absolue, que vous aurez un cancer du sein ou un accident vasculaire cérébral uniquement parce que vous avez suivi ou que vous suivez actuellement une hormonothérapie de remplacement.

Pour les femmes qui approchent ou vivent la ménopause, la décision de suivre une hormonothérapie de remplacement est devenue beaucoup plus difficile. En revanche, il est bon de préciser que la thérapie à base d'œstrogène est toujours la plus efficace pour soulager les bouffées de chaleur et les autres symptômes de la ménopause. Une utilisation à court terme pourrait s'avérer appropriée et semble comporter moins de risques. Du même coup, cette thérapie protégera votre squelette. Parmi les autres traitements possibles des symptômes de la ménopause, il y a un changement de style de vie, une modification du régime alimentaire et la prescription d'un médicament non-hormonal comme la venlafaxine (Effexor) et la gabapentine (Neurontin). Discutez avec votre médecin des différentes options qui s'offrent à vous.

Qu'en est-il de l'utilisation de l'hormonothérapie de remplacement uniquement pour prévenir ou traiter l'ostéoporose? Un usage à long terme (pendant au moins 5 ans et plus) comporte les risques mentionnés précédemment, révélés par l'étude de la WHI. De plus, les recherches indiquent que les effets bénéfiques de cette thérapie à court terme ne sont pas permanents et que la perte osseuse recommence dès que le traitement cesse. Il existe actuellement d'autres types de médicaments qui sont aussi efficaces pour la santé de vos os sans présenter les risques de l'œstrogène.

Que devez-vous faire si vous suivez déjà un traitement d'hormonothérapie de remplacement depuis plusieurs années? Vous devez vous demander à quel moment et comment vous devriez arrêter. Éventuellement, des études préciseront les effets secondaires complets d'une thérapie à base d'œstrogène sur le corps humain, mais d'ici à ce que nous ayons des réponses définitives, votre stratégie de traitement devrait être le fruit d'une décision réfléchie entre vous et votre médecin. Cette décision devra tenir compte de vos inquiétudes face à votre santé et des risques et des bienfaits connus de l'hormonothérapie de remplacement. Vous devrez prendre en compte vos antécédents médicaux ainsi que ceux de votre famille face à des maladies comme le cancer du sein ou les caillots sanguins, les raisons pour lesquelles vous prenez des hormones, vos objectifs de santé et les symptômes que vous tentez d'éliminer. Vous pouvez également envisager d'autres méthodes susceptibles de s'avérer aussi efficaces que l'œstrogène. Si vous choisissez d'arrêter de prendre des hormones, votre médecin pourrait recommander de diminuer graduellement le dosage de HTR sur une période de plusieurs semaines afin de réduire les bouffées de chaleur que vous expérimenterez peut-être, une fois que vous aurez cessé de prendre le médicament. Vu que la perte osseuse sénile recommence dans un délai de 6 mois après avoir cessé l'usage de l'hormonothérapie de remplacement, il pourrait s'avérer prudent d'opter pour une autre forme de prévention de l'ostéoporose peu de temps après l'abandon de ce traitement. Discutez avec votre médecin des autres moyens de contrôler vos risques d'ostéoporose, notamment un régime alimentaire et de l'exercice et d'autres types de médicaments.

Bisphosphonates

Les bisphosphonates sont des médicaments antirésorptifs, ce qui veut dire que leur action permet de réduire la résorption osseuse, soit l'effondrement du tissu osseux. Ces médicaments se lient aux ostéoclastes, les cellules qui décomposent le tissu osseux, et les empêchent d'agir. Ce faisant, les bisphosphonates ralentissent la perte osseuse et augmentent la teneur minérale de l'os, ce qui renforce le squelette.

Cette catégorie de médicaments comprend l'alendronate (Fosamax) et le risédronate (Actonel), tous deux utilisés fréquemment aux États-Unis. Ils favorisent généralement une augmentation de la densité osseuse de la colonne lombaire de 8 à 10 % au bout de 3 ans de thérapie, réduisent les risques de fracture subséquentes de la colonne vertébrale de 50 à 60 % et le risque de fractures non-vertébrales d'environ 50 %. Ces médicaments sont couramment prescrits aux femmes ménopausées et ils représentent souvent le premier choix de traitement pour les hommes atteints d'ostéoporose. L'alendronate et le risédronate sont également approuvés pour la prévention et le traitement de l'ostéoporose causée par l'utilisation de stéroïdes.

Bien que l'efficacité et la sécurité à long terme de ces médicaments n'aient pas fait l'objet d'une étude, ils sont employés depuis plus de deux décennies et n'ont démontré aucun effet négatif apparent. Votre médecin devrait évaluer la sécurité et l'efficacité de votre traitement sur une base annuelle. Des experts recommandent l'usage des bisphosphonates pendant environ 4 ans, mais il a été prouvé que l'alendronate et le risédronate sont sécuritaires et efficaces pour une période allant jusqu'à 7 ans.

D'autres bisphosphonates ont été mis à l'essai en vue d'une utilisation à long terme, dont l'acide zolédronique (Zometa, Aclasta) et le pamidronate (Aredia). Actuellement, ces deux médicaments sont employés pour traiter les taux de calcium élevés dans le circuit sanguin (hypercalcémie), ce qui se produit parfois avec certains types de cancers. Bien que ces médicaments ne soient pas approuvés par la FDA dans le traitement de l'ostéoporose, ils sont parfois utilisés par des personnes qui présentent des intolérances aux autres bisphosphonates. Les résultats des essais cliniques sont encourageants.

Une étude récente menée sur 351 femmes postménopausées a démontré que les participantes qui prenaient de l'acide zolédronique en divers dosages ont vu la densité osseuse de leur colonne lombaire augmenter de 5% de plus que celles ayant utilisé un placebo. Des études plus modestes ont révélé que le pamidronate était également efficace.

L'alendronate et le risédronate. Peuvent être pris sous forme de pilule une fois par jour ou une fois par semaine en dose supérieure. Ce médicament est aussi efficace, qu'on le prenne quotidiennement ou hebdomadairement, et convient à la plupart des gens. Toutefois, la dose hebdomadaire pourrait occasionner moins d'effets secondaires.

Ces bisphosphonates sont difficiles à digérer pour certaines personnes et peuvent s'avérer problématiques pour le système digestif. Lorsqu'ils sont pris avec un repas, ces médicaments peuvent se lier à certains composés des aliments et quitter le tractus digestif sans être absorbés. C'est pourquoi les bisphosphonates doivent être pris l'estomac vide. Pour minimiser tout effet secondaire, votre médecin vous recommandera de prendre la pilule au lever, le matin, avec un verre d'eau plein 0,175 litre à 0,235 litre ou (6 à 8 onces). Après avoir pris la pilule, restez droit, assis, debout ou en marche pendant 30 minutes pour vous assurer d'une absorption adéquate avant de manger ou de boire quoi que ce soit d'autre que de l'eau ordinaire ou d'ingérer d'autres médicaments, y compris des suppléments de calcium.

L'acide zolédronique et le pamidronate sont administrés par voie intraveineuse une fois l'an. Vu que ces médicaments pénètrent directement le circuit sanguin par injection, de petites quantités sont utilisées pour ralentir l'effondrement osseux. Ces médicaments interrompent efficacement la résorption du tissu osseux pendant une période allant jusqu'à 12 mois après l'injection.

Effets secondaires. Les effets secondaires des bisphosphonates sont habituellement légers. L'alendronate ou le risédronate peuvent causer des troubles gastro-intestinaux comme des brûlures d'estomac, des indigestions, des nausées, des diarrhées et de la douleur en avalant. Il est possible de réduire ces effets secondaires en suivant à la lettre les directives de prise du médicament. Les effets secondaires de l'acide zolédronique comprennent des douleurs corporelles, une fièvre légère, des douleurs osseuses et une inflammation oculaire.

Tériparatide

La parathormone (PTH) est produite par les glandes thyroïdes qui sont situées derrière la glande thyroïde, à la base du cou. La parathormone joue un rôle essentiel dans le cycle de remodelage osseux et le maintien de l'équilibre calcique dans votre circuit sanguin. Cette hormone peut augmenter le niveau de calcium dans le sang de plusieurs façons. Il augmente la quantité de calcium absorbée par les intestins, libère le calcium entreposé dans les os et réduit le volume de calcium excrété par les reins. Bien que des quantités importantes de parathormone soient susceptibles de causer des pertes osseuses, de petites doses de cette hormone peuvent renforcer les os.

Le tériparatide (Forteo) est dérivé de la parathormone. On l'appelle agent anabolisant, car il développe de nouveaux os. Il agit en stimulant les cellules ostéoblastes et favorise ainsi le développement osseux. Tous les autres médicaments actuellement approuvés pour le traitement de l'ostéoporose sont antirésorptifs et favorisent la diminution de l'effondrement osseux.

Des chercheurs qui ont mené une étude sur 1 637 femmes postménopausées atteintes d'ostéoporose et qui avaient subi des fractures vertébrales ont découvert que des injections quotidiennes de tériparatide, en plus de prendre des suppléments de calcium et de vitamine D, augmentaient la densité osseuse de la colonne vertébrale de 9 à 13 % par rapport au groupe témoin qui prenait un placebo et des suppléments. La médication a également réduit les risques de fracture dans les autres os de 35 à 54 %.

Ce médicament est accompagné d'une mise en garde qui vous informe que des tests effectués sur des rats de laboratoire à qui on a administré des dosages de tériparatide très supérieurs à ceux prescrits aux humains ont donné lieu au développement de tumeurs osseuses malignes. La FDA continue de surveiller ces tests. Malgré cette mise en garde, le tériparatide semble être sécuritaire et ne pas présenter de risques pour les humains de développer une tumeur osseuse maligne.

Le tériparatide est pris de façon quotidienne par le biais d'injections auto-administrées dans la cuisse ou l'abdomen. Le traitement est présenté sous forme d'aiguille jetable qui ressemble à un stylo et contient 28 doses, soit une provision pour 1 mois, après quoi il faut remplacer l'aiguille. Le tériparatide peut être utilisé dans le traitement d'hommes et de femmes atteints de forme graves d'ostéoporose, y compris les personnes qui présentent des risques élevés de fractures ou qui n'ont pas réagi favorablement à d'autres formes de traitement, par exemple des médicaments antirésorptifs.

La durée optimale du traitement au tériparatide n'a pas été déterminée. L'efficacité et la sécurité à long terme de ce médicament ne sont pas connues, la FDA recommande donc de limiter le traitement à 2 ans. Le tériparatide coûte très cher comparativement à d'autres médicaments qui traitent l'ostéoporose. Une fois le traitement avec cet agent anabolisant terminé, un médicament antirésorptif peut être prescrit afin de maintenir les gains de masse osseuse.

Raloxifène

Le raloxifène (Evista) appartient à une catégorie de médicaments appelée modulateurs sélectifs des récepteurs œstrogéniques (MSRE). Les modulateurs sélectifs des récepteurs œstrogéniques sont parfois désignés sous le nom d'œstrogènes sur mesure, car leur structure chimique a fait l'objet de manipulations ou a été conçue en laboratoire. Ces composés synthétiques imitent certains des effets positifs de l'œstrogène tout en évitant quelques-uns, mais non tous ses effets négatifs.

Les modulateurs sélectifs des récepteurs œstrogéniques activent ou inhibent les récepteurs d'œstrogène dans les tissus qui comportent ces récepteurs, notamment les os et le tissu des seins. Ainsi, ces médicaments agissent parfois comme l'œstrogène et d'autres fois bloquent les effets de l'œstrogène, par exemple le raloxifène se lie aux récepteurs d'œstrogène dans les cellules osseuses, lesquels peuvent causer une augmentation de la densité osseuse semblable à l'action de l'œstrogène. Cependant, lorsque le raloxifène interagit avec les récepteurs d'œstrogène dans le tissu des seins, le médicament bloque l'action de l'œstrogène, ce qui a pour conséquence de diminuer les risques de cancer du sein, comme le laissent supposer les résultats d'une étude qui a testé les effets du raloxifène sur les os.

Le raloxifène ralentit la perte osseuse à un niveau semblable à l'œstrogène. Chez les femmes postménopausées atteintes d'ostéoporose qui ont été testées pendant 3 ans, un traitement quotidien au raloxifène a eu pour conséquence de réduire de 36 % les risques de fracture vertébrales. Toutefois, ce traitement ne s'est pas avéré en mesure de réduire de façon significative d'autres types de fractures, par exemple du poignet ou de la hanche. D'autres études ont démontré que le raloxifène produit de légères augmentations de la masse osseuse dans la colonne vertébrale, la hanche et l'ensemble du corps.

Le raloxifène, qui a d'abord été mis au point comme traitement pour le cancer du sein, est similaire au tamoxifène, un autre modulateur sélectif des récepteurs œstrogéniques. Lorsque les chercheurs ont découvert que le raloxifène avait un effet positif sur la densité osseuse, ils ont plutôt concentré leurs efforts sur son utilisation dans le traitement de l'ostéoporose. Le raloxifène semble présenter l'avantage additionnel de réduire les risques de cancer du sein sans augmenter ceux du cancer de l'utérus.

Prendre du raloxifène. Le raloxifène est vendu en comprimé de 60 milligrammes. Vous devez prendre un comprimé par jour, de préférence à la même heure de la journée, avec ou sans nourriture.

Effets secondaires. Les effets secondaires les plus fréquemment signalés sont des crampes aux jambes et des bouffées de chaleur, mais des enflures aux jambes et un syndrome semblable à la grippe sont au nombre des conséquences potentielles.

Comme l'œstrogène, le raloxifène triple les risques de formation de caillots sanguins, mais sur le plan individuel, les risques sont très faibles. Ainsi, un caillot sanguin sera diagnostiqué sur un échantillon d'environ 155 femmes traitées au raloxifène pendant 3 ans. Néanmoins, si vous avez déjà eu des problèmes de caillot sanguin ou que vous présentez des risques d'en développer, votre médecin pourrait vous recommander d'éviter ce médicament.

Calcitonine

La calcitonine est une hormone produite dans la glande thyroïde. Elle peut aider à réguler la quantité de calcium qui circule dans le circuit sanguin. Durant la grossesse et l'allaitement, la quantité de calcitonine libérée par la thyroïde augmente de façon considérable, ce qui peut contribuer à protéger le squelette féminin, alors que ses besoins en calcium sont accrus.

Au Canada, la calcitonine est employée dans le traitement, mais non la prévention de l'ostéoporose, chez les femmes postménopausées. La calcitonine est un médicament antirésorptif qui ralentit l'effondrement des os comme les bisphosphonates et le raloxifène. La calcitonine se présente sous deux formes, soit une version injectable (Calcimar) et un vaporisateur nasal (Miacalcin). C'est le vaporisateur nasal qui est le plus répandu.

La calcitonine est plus sécuritaire, mais moins efficace que d'autres médicaments employés dans le traitement de l'ostéoporose. C'est la raison pour laquelle la calcitonine est l'un des derniers traitements envisagés après les bisphosphonates, le tériparatide et le raloxifène. Elle peut ralentir la perte osseuse et augmenter légèrement la densité osseuse, mais on a découvert qu'elle réduisait de 36 % les risques de fracture vertébrales. Ce médicament ne s'est pas avéré efficace pour réduire les risques de fracture de la hanche. La calcitonine peut également soulager la douleur dans les os chez les gens qui ont subi des fractures ostéoporotiques de la colonne vertébrale, particulièrement durant les premières semaines qui suivent une fracture. La calcitonine est généralement employée pour traiter les femmes qui présentent des risques élevés de fractures et qui ne prennent ni bisphosphonates ni raloxifène. Elle est également employée dans le traitement des hommes qui présentent une intolérance aux bisphosphonates.

La prise de calcitonine. Sous sa forme injectable, la calcitonine doit être prise tous les jours. Cette méthode est similaire à l'injection d'insuline chez les diabétiques. Votre médecin peut vous enseigner la méthode appropriée pour vous administrer l'injection. En ce qui a trait au vaporisateur nasal, vous devez vaporiser une pulvérisation dans une narine chaque jour, en alternant les narines. La calcitonine peut être prise avec ou sans nourriture.

Médicaments pour les hommes atteints d'ostéoporose

À ce jour, deux médicaments seulement, l'alendronate (Fosamax) et la parathormone (Forteo) ont été approuvés par la *Food and Drug Administration* (FDA) pour le traitement de l'ostéoporose chez les hommes. En plus de l'alendronate, le risédronate (Actonel) est approuvé pour le traitement de l'ostéoporose qui survient chez les hommes et les femmes suite à un usage prolongé de stéroïdes comme la prednisone ou la cortisone.

Les médecins peuvent également prescrire les médicaments suivants aux hommes ostéoporotiques:

- **Testostérone.** La thérapie de remplacement de la testostérone n'est employée que pour les hommes atteints d'ostéoporose en raison de faibles niveaux de testostérone. Ce traitement n'augmentera pas la densité osseuse chez les hommes possédant des niveaux de testostérone réguliers.
- **Calcitonine.** Ce médicament ralentit ou met un terme à la perte osseuse et peut soulager les douleurs résultant de fractures vertébrales. Il est parfois employé pour traiter les hommes (et les femmes) qui présentent des risques élevés de fractures, mais dont l'organisme ne tolère pas les bisphosphonates comme l'alendronate. Les effets de la calcitonine chez les hommes n'ont pas été étudiés, mais des données laissent supposer qu'elle puisse agir de la même façon chez les hommes que chez les femmes. Certains médicaments employés pour traiter l'ostéoporose chez les femmes ne devraient pas être utilisés pour les hommes:
- **Œstrogène.** Chez les hommes, cette hormone peut provoquer un caillot sanguin, un élargissement de la poitrine et une diminution de la libido.
- **Raloxifène (Evista).** Ce médicament n'est approuvé que pour les femmes atteintes d'ostéoporose. Il faudra attendre les résultats d'autres recherches avant de savoir si ce médicament semblable à l'œstrogène peut-être prescrit aux hommes.

Tous les hommes doivent s'assurer un apport suffisant de calcium et de vitamine D. Les hommes âgés de moins de 65 ans ont besoin de 1000 mg de calcium chaque jour et ceux qui ont 65 ans et plus devraient en consommer au moins 1500 mg. Consultez la rubrique «Évaluation de l'apport en calcium» au chapitre 8 pour savoir quelle quantité de calcium et de vitamine D vous devez intégrer à votre régime alimentaire.

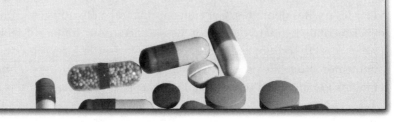

Réfrigérez le médicament sous sa forme de vaporisateur nasal, une fois ouvert, puis conservez-le à la température de la pièce et couvert.

Effets secondaires. Les effets secondaires de la calcitonine, sous forme injectable, sont plus fréquents et plus incommodants et touchent environ 20 % des gens qui en font usage. Ces effets secondaires comprennent les nausées, le vomissement, une irritation dans la région de l'injection et des rougeurs dans le visage et sur les mains.

Le vaporisateur nasal comporte un seul effet secondaire grave, soit une irritation nasale qui se produit chez environ 12 % des personnes qui prennent ce médicament.

Médicaments sous enquête

Des recherches sont actuellement en cours pour plusieurs traitements expérimentaux susceptibles de prévenir l'effondrement des os ou stimuler la formation de nouveaux os. Les chercheurs sont en quête de nouveaux médicaments efficaces, faciles à prendre, peu coûteux et présentant peu d'effets secondaires.

Diurétiques thiazidiques

Les diurétiques thiazidiques sont employés principalement pour diminuer la tension artérielle en réduisant le volume d'eau dans l'organisme. Cependant, plusieurs études ont démontré que les diurétiques thiazidiques pouvaient aussi augmenter la densité osseuse. Ce phénomène se produit parce que les diurétiques réduisent la quantité de calcium excrétée par les reins dans l'urine. Étant donné que moins de calcium s'échappe de l'organisme, il y en a davantage en réserve pour les os.

Les thiazidiques peuvent s'avérer utiles dans la prévention de l'ostéoporose, mais ce n'est pas leur seul usage, car ils constituent un bon choix de traitement pour les gens qui ont des problèmes d'hypertension en préservant la densité osseuse tout en réduisant la tension artérielle.

Fluorure de sodium

Le fluorure de sodium est souvent employé pour aider les enfants à prévenir les cavités dentaires. Cet élément minéral a été utilisé sur une base expérimentale pendant de nombreuses années pour traiter l'ostéoporose. Le fluorure de sodium est reconnu pour favoriser la formation des os et augmenter la densité osseuse. Toutefois, le nouvel os formé est anormal et moins flexible que l'os normal. De plus, le fluorure ne s'est pas avéré efficace pour réduire les risques de fracture et peut même augmenter les possibilités de fracture de la hanche. Actuellement, le fluorure n'est pas recommandé dans le traitement de l'ostéoporose, même si des formes de fluorure à libération retardée sont présentement à l'étude afin de vérifier si elles peuvent s'avérer plus efficaces tout en présentant moins de risques pour le squelette.

Analogues de la vitamine D
La vitamine D subit de nombreuses transformations pendant son traitement dans le corps. Chaque transformation produit un nouveau composé qui est essentiel pour que la transformation suivante prenne place. Ces différentes formes (analogues) de vitamine D ont fait l'objet d'études en tant que traitements potentiels pour l'ostéoporose. L'alfacalcidol (One-Alpha) et le calcitriol (Calcijex, Rocaltrol) sont des composés de la vitamine D employés dans certains pays, dont le Canada pour traiter l'ostéoporose. Ces médicaments augmentent la densité osseuse dans la colonne vertébrale, mais leurs effets sur les fractures sont inconnus.

Hormones de croissance et facteurs de croissance
L'hormone de croissance (somatotropine) est produite par la glande pituitaire du cerveau. Cette hormone joue un rôle de premier plan au niveau de la stimulation de la croissance des os au cours de l'enfance et de l'adolescence. Elle a également une incidence sur le remodelage osseux chez les adultes, mais son utilité dans la prévention ou le traitement des pertes osseuses est encore incertaine.

Les facteurs de croissance sont des protéines qui favorisent la croissance du squelette, aident à réparer les tissus corporels et à stimuler la production des cellules sanguines. Des études réalisées en laboratoire confirment qu'elles développent les os, mais elles n'ont pas été testées dans des essais cliniques.

Ipriflavone
L'ipriflavone est un composé synthétique qui appartient à une catégorie de substances nommées isoflavones, un type de phytœstrogène. Les phytœstrogènes sont des œstrogènes que l'on retrouve dans des plantes alimentaires comme les fèves de soja. Bien que des recherches préliminaires indiquent que l'ipriflavone puisse être efficace dans la prévention de la perte osseuse, son effet est minime et ce médicament ne semble pas en mesure de prévenir les fractures chez les femmes atteintes d'ostéoporose.

Évaluez vos options (Évaluation des choix qui s'offrent à vous)

Au cours des deux dernières décennies, de nouveaux médicaments pour l'ostéoporose ont permis de transformer ce qui était une maladie insidieuse et imprévisible en maladie qui peut être soignée, un peu comme l'effet qu'ont eu l'apparition de nouveaux médicaments sur l'hypertension artérielle. Non seulement ces nouveaux médicaments tiennent-ils leur promesse d'interrompre l'effondrement osseux, mais ils favorisent également le développement des os et transforment la perte osseuse nette en gain osseux. Vous et votre médecin disposez de nombreux choix de médicaments parmi lesquels trouver le plus efficace et le plus adapté à vos besoins individuels.

Peu importe le traitement pour lequel vous opterez, il est essentiel que vous preniez ces médicaments tel que prescrits par votre médecin afin de profiter au maximum de votre plan d'action. De plus, il est important de demeurer actif et de maintenir un apport suffisant de calcium et de vitamine D dans votre régime alimentaire. Ainsi, vous optimiserez l'efficacité de ces médicaments.

Chapitre 11

Vivre avec l'ostéoporose

L'ostéoporose est peut-être vue comme une maladie des os, mais ses conséquences se répercutent bien au-delà de votre squelette. Beaucoup de personnes atteintes d'ostéoporose apprennent à vivre avec cette maladie comme si elle faisait partie de leur quotidien. Toutefois, pour d'autres personnes, surtout celles qui se sont fracturées un os, l'ostéoporose devient un épouvantable fardeau, physiquement, émotionnellement et socialement.

Lorsque vous avez l'ostéoporose, les tâches ménagères deviennent plus difficiles et il vous faut demander de l'aide. Vous pourriez éprouver une douleur et une fatigue chroniques et vivre du stress, de l'anxiété, de la peur, de l'isolement, une dépression et une perte d'estime personnelle. Vos relations sociales pourraient être difficiles à conserver ou ne seront peut-être plus aussi autonomes et actives qu'avant.

Vivre avec toute maladie chronique exige patience, persévérance et acceptation de soi. Vous ne devez pas sombrer dans le désespoir ou changer radicalement vos habitudes de vie. Il est possible de maintenir sa qualité de vie même avec des fractures ou des douleurs occasionnées par l'ostéoporose.

Ce chapitre présente des stratégies permettant de faire face à quelques-uns des aspects physique, émotionnel et social, associés à l'ostéoporose. Cette attitude d'acceptation peut exiger un effort collectif auquel participent la famille et les amis, votre médecin et d'autres professionnels de la santé. Toutefois, vous devez, d'abord et avant tout, vous engager à améliorer votre santé et à conserver une attitude positive.

Adoptez une bonne posture

Si vous avez l'ostéoporose, des mouvements qui comprennent des torsions, des soulèvements, des transports ou des flexions comportent des risques plus élevés. Toutefois, la prudence n'exclut pas une vie active.

Vous devez prendre des mesures pour augmenter votre sécurité et prévenir les fractures et les chutes. Apprendre à s'asseoir, à se tenir debout et à bouger en adoptant une posture et des mécaniques corporelles adéquates, facilite les activités quotidiennes. Une mauvaise posture augmente l'effort musculaire et osseux, occasionne la fatigue et vous rend plus sujet aux blessures. Des habitudes de mauvaise posture incrustées peuvent aggraver une maladie telle que l'ostéoporose. Essayez de conserver une bonne posture toute la journée, y compris lorsque vous faites vos exercices. Si vous prenez des précautions pour bouger de façon sécuritaire, vous pourrez accomplir plusieurs des tâches journalières que vous vous serez fixées.

Redressez-vous

Pour commencer, vous devez savoir ce qu'il faut éviter de faire. Si vous êtes atteint d'ostéoporose, même des compressions et des pressions légères peuvent causer une fracture. Il est important que vous évitiez de vous pencher vers l'avant, surtout s'il s'agit d'activités qui impliquent des soulèvements ou des étirements. Évitez également des torsions excessives de la colonne vertébrale. Voici quelques conseils susceptibles de vous aider à améliorer votre posture :

- Pensez que vous êtes grand lorsque vous êtes debout. Gardez les muscles de votre estomac contractés.
- Mettez votre poids sur les deux pieds.
- Portez des chaussures confortables et évitez les talons hauts.
- Lorsque vous êtes debout, soulevez un pied et placez-le sur un tabouret ou sur un barreau de chaise et changez de pied de temps à autre.
- Ne transportez pas de sac à bandoulière qui pèse plus de 1 kg (2 livres).
- Asseyez-vous dans une chaise à dossier droit en vous assurant que votre dos est soutenu.
- Lorsque vous êtes assis, le siège doit être suffisamment élevé pour que vos cuisses reposent horizontalement sur le siège et que vos pieds soient à plat au sol.
- Lorsque vous êtes assis pendant de longues périodes, soulevez vos jambes de temps à autre en plaçant vos pieds sur un tabouret. Assurez-vous également de changer de position afin de transférer votre poids. Si possible, levez-vous et dégourdissez-vous environ toutes les demi-heures.

• Lorsque vous êtes assis dans des sièges moulés ou peu rigides, utilisez une serviette épaisse enroulée ou un oreiller pour soutenir le bas de votre dos.

Tenez-vous droit

Une façon de corriger votre position ou station debout consiste à exécuter le test du mur. Tenez-vous debout en appuyant l'arrière de votre tête, vos omoplates et vos fesses contre un mur et en plaçant vos talons à une distance de 5 à 10 centimètres (2 à 4 pouces) du mur.

Vérifiez la courbure de votre colonne vertébrale en plaçant votre main à plat derrière le creux des reins. Vous devriez être capable de glisser votre main confortablement entre le creux des reins et le mur. Si vous êtes capable d'introduire plus que la largeur d'une main entre le creux des reins et le mur, ajustez votre bassin pour réduire l'espace.

Si vous avez de la difficulté à placer votre main entre le creux de vos reins et le mur, augmentez l'espace afin d'obtenir une posture adéquate.

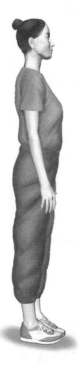

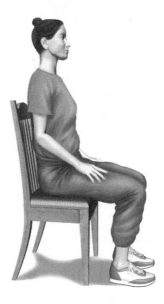

Posture assise adéquate : colonne vertébrale et tête droites, bras et jambes en angle de 90 degrés, les courbes naturelles du dos doivent être maintenues.

Posture debout adéquate : tête droite avec menton rentré, poitrine tenue haute, épaules détendues, hanches au niveau, genoux droits, mais non bloqués, pieds parallèles.

Toux et éternuement

La puissance d'une toux ou d'un éternuement peut vous projeter vers l'avant de façon subite, ce qui peut se traduire par une fracture par compression. Pour éviter ce type de blessure, vous devez prendre l'habitude de placer votre main derrière votre dos ou sur votre cuisse pour vous soutenir.

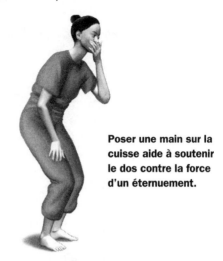

Poser une main sur la cuisse aide à soutenir le dos contre la force d'un éternuement.

Positions pour dormir

Évitez d'endommager votre dos et maintenez la courbe normale de la colonne vertébrale lorsque vous dormez ou que vous vous allongez.

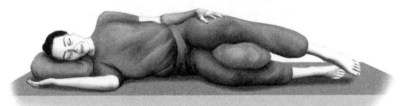

Dormez sur le côté avec les cuisses quelque peu dressées vers la poitrine. Placez un oreiller entre vos jambes.

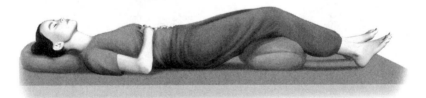

Si vous dormez sur le dos, soutenez vos genoux et votre cou avec des oreillers.

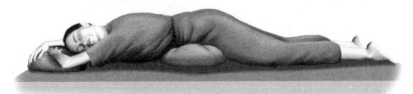

Ne dormez sur l'estomac que si votre abdomen a un oreiller comme surface d'appui.

Utilisez des mouvements appropriés

Efforcez-vous de toujours adopter des postures et des mécaniques corporelles adéquates dans vos activités quotidiennes. Recherchez de nouvelles façons plus efficaces de les exécuter. Vous n'êtes pas obligé de faire certaines choses parce que « j'ai toujours fait comme ça ». Évitez de vous étirer, de vous pencher, de vous tourner ou de faire des mouvements saccadés, qui sont dangereux pour une personne atteinte d'ostéoporose. Voici quelques conseils pour effectuer des tâches routinières de façon sécuritaire :

Trucs pour soulever. Soulever des objets, même légers, exerce une tension sur la colonne vertébrale. Pour soulever adéquatement un objet, gardez les pieds environ à la largeur des épaules et maintenez la courbe normale de votre colonne vertébrale. Placez un pied vers l'avant et abaissez votre corps en posant un genou par terre en vous penchant à la hauteur des hanches et des genoux en maintenant le poids de votre corps sur la partie antérieure des pieds.

- Assurez-vous d'être près de l'objet que vous vous apprêtez à soulever. Si cet objet est lourd, commencez par le soulever jusqu'à votre genou plié.
- Saisissez l'objet, soulevez-le à partir du sol en utilisant les muscles de vos jambes. Respirez doucement pendant que vous vous redressez. Ne retenez pas votre souffle.
- Tenez l'objet près de votre corps, environ à la hauteur de la taille. Si possible, placez vos avant-bras sous l'objet. Tournez-vous en pivotant les pieds. Ne faites aucune torsion de la taille.

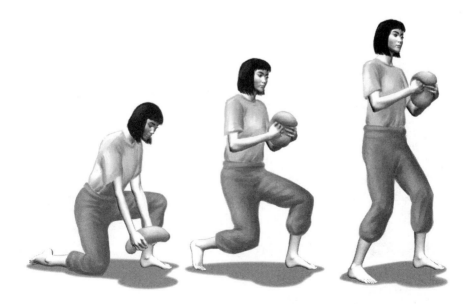

Pousser et tirer. Lorsque vous déplacez des objets, essayez de réduire la tension exercée sur votre dos. Si possible, poussez au lieu de tirer.

- Pliez les genoux pour que vos bras soient de niveau avec l'objet. Ne vous penchez pas vers l'avant à partir de la taille.
- Maintenez la courbe normale de votre colonne vertébrale et marchez vers l'avant ou vers l'arrière en utilisant le poids de votre corps pour pousser ou tirer l'objet.

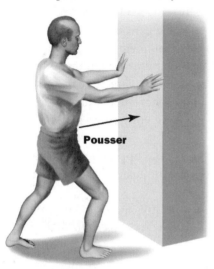
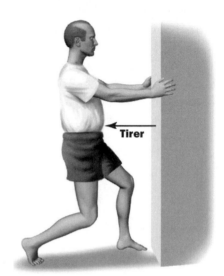

Utilisation d'outils à long manche. Les mouvements nécessaires pour balayer, passer l'aspirateur et le râteau peuvent exercer une pression indue sur votre colonne vertébrale.

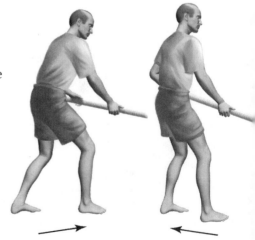

- Gardez un pied en avant, faites un mouvement de balancement pour transférer le poids de votre corps vers le pied d'en avant. Pour revenir vers l'arrière, transférez votre poids sur le pied arrière.
- Bougez les bras et les jambes plutôt que le dos.
- Évitez de tendre les bras trop loin ainsi que les mouvements de torsion et les gestes saccadés. Optez pour des mouvements longs et réguliers.

Précautions à prendre pour les tâches courantes quotidiennes

- Si vous passez le balai, employez un porte-poussière à manche long.
- Placez des roulettes sous vos meubles afin de pouvoir les déplacer plus facilement.
- Un aspirateur vertical permet de moins se pencher. Les aspirateurs à autopropulsion sont plus faciles à utiliser.
- Pour passer la vadrouille, remplissez la chaudière à moitié et posez-la au sol en utilisant vos deux mains. Finissez de remplir la chaudière en utilisant un contenant de petit format. Après avoir passé la vadrouille, videz la chaudière à moitié en employant le contenant, puis soulevez la chaudière et jetez l'eau dans le lavabo.
- Lorsque vous changez la literie, évitez d'employer un drap-housse, à moins que vous n'ayez un lit simple ou un matelas léger. Vous pouvez rentrer les coins d'un drap plat en utilisant une main ouverte. Si vous devez soulever le matelas, demandez de l'aide.
- Portez un panier à linge rempli à moitié ou utilisez un panier sur roues. Assurez-vous de voir le sol lorsque vous marchez avec le panier, surtout si vous êtes dans un escalier.
- Utilisez une planche à repasser qui convient à votre taille. Installez un portemanteau mobile à proximité de la planche pour y suspendre vos vêtements repassés. Triez les vêtements sur une table ou sur un comptoir afin de ne pas être obligé de vous pencher vers l'avant.
- Conduisez jusqu'au point de ramassage du supermarché ou faites livrer vos sacs d'épicerie. N'essayez jamais de les transporter, même s'ils vous semblent légers.

Améliorez votre stabilité émotionnelle

Le fait d'être atteint d'ostéoporose peut provoquer diverses émotions, et plus votre condition est grave, plus vos émotions sont susceptibles d'être intenses. Lorsque vous apprendrez que vous êtes atteint de cette maladie, vous risquez d'être choqué, incrédule ou fâché. Si vous vous êtes fracturé un os, vous pourriez vous sentir impuissant. L'anxiété et la dépression sont d'autres réactions fréquentes.

Il est normal et compréhensible de ressentir des émotions négatives face à une maladie chronique. Vous ne devez pas laisser de telles émotions vous abattre. Pour plusieurs personnes, le premier pas consiste à accepter l'existence de ces sentiments négatifs, ce qui risque de s'avérer difficile dans une culture qui prône souvent l'optimisme et critique les gens qui se plaignent.

Crainte et anxiété

«Que se passera-t-il si je me fracture un os?» C'est là une des craintes les plus fréquentes chez les personnes atteintes d'ostéoporose. Vous craignez peut-être qu'une fracture ne résulte en une perte d'autonomie et fasse en sorte que vous deviez dépendre d'autrui. Peut-être êtes vous anxieux à l'idée de ne pas être capable de répondre à vos propres exigences ou à celles d'autrui, par exemple si cette maladie réduit votre capacité de cuisiner, de nettoyer ou de voir à votre hygiène personnelle.

La crainte d'une fracture se traduit souvent par une limite des activités, ce qui risque de créer un cercle vicieux, car un style de vie plus sédentaire entraîne une condition physique moindre, augmente les risques de chute et fait en sorte que vous devenez de plus en plus réfractaire à l'activité. L'inaction peut mener à l'apathie, à l'isolement et à la dépression.

Dépression

Des études indiquent qu'environ 50% des gens qui souffrent d'une maladie chronique sont également dépressifs. Si vous êtes atteint d'ostéoporose, vous êtes également susceptible de développer une dépression si vous n'êtes plus en mesure de vaquer à vos occupations quotidiennes ou si vous éprouvez de la douleur suite à des fractures. L'anxiété, une activité réduite et des modifications au niveau de votre apparence physique peuvent aussi contribuer à causer la dépression.

La dépression peut se manifester de diverses façons que vous ne serez pas toujours en mesure de reconnaître :

- Troubles du sommeil
- Pertes d'appétit
- Perte d'intérêt ou de plaisir dans la plupart des activités
- Irritabilité et changements d'humeur
- Agitation
- Sentiments de désespoir, d'inutilité ou de culpabilité
- Fatigue extrême ou perte d'énergie
- Diminution de la concentration, de l'attention et de la mémoire

Si vous croyez souffrir d'une dépression, parlez-en à votre médecin, à un professionnel de la santé mentale comme un psychiatre ou un psychologue ou à un travailleur social. Il est important de soigner votre dépression, sinon celle-ci risque d'augmenter les risques d'avoir d'autres problèmes de santé. Avec un traitement, la plupart des gens atteints de dépression montrent des signes d'amélioration, souvent en l'espace de quelques semaines à peine. Ce traitement peut inclure des médicaments, une psychothérapie ou les deux.

Colère

Il est normal d'éprouver de la colère lorsqu'on est confronté à une maladie chronique, à la douleur ou à de l'incapacité. Toutefois, il est malsain d'entretenir la colère, de refouler vos émotions ou de les exprimer de façon violente.

Une colère mal gérée, qu'elle soit brève et intense ou persistante et contenue, peut provoquer des maux de tête, de dos, de l'hypertension et d'autres problèmes de santé. La colère augmente également la tension musculaire et il devient plus difficile de se détendre. Votre objectif ne consiste pas à éliminer la colère, mais à trouver des moyens plus sains de composer avec ce sentiment.

Problèmes d'estime personnelle

L'ostéoporose peut porter un dur coup à votre estime personnelle. Si des fractures multiples vous empêchent de travailler, de vous livrer à un loisir

---

Contrôle du stress

Personne n'est à l'abri du stress, mais une maladie chronique comme l'ostéoporose peut augmenter votre degré de stress. Le simple fait d'être conscient des causes du stress suffit parfois à mieux le contrôler. Visez un équilibre sain dans vos activités de la journée et prévoyez du temps pour le travail, pour de l'activité physique, pour socialiser, pour relaxer et pour vous reposer. Ces méthodes de relâchement du stress pourraient vous aider :

Planifiez votre journée. La planification de votre journée pourrait vous aider à vous sentir plus en contrôle de votre vie. Vous pouvez commencer en vous levant 15 minutes plus tôt pour faciliter la course du matin. Conservez une liste écrite de vos activités quotidiennes, de façon à éviter les conflits d'horaire ou d'avoir à courir pour arriver à temps à un rendez-vous.

Prévoyez avant d'agir. Avant d'entreprendre une activité, rassemblez tous les articles dont vous aurez besoin, par exemple conservez tous les articles de nettoyage dans une chaudière afin d'éviter de vous déplacer dans les escaliers. Vous pouvez également dresser une liste des articles dont vous avez besoin avant d'aller magasiner pour éviter un déplacement additionnel.

Gardez les articles que vous utilisez couramment à portée de la main. Organisez votre espace à la maison et au travail de façon à ce que les articles que vous utilisez fréquemment soient facilement accessibles. Ainsi, vous pouvez garder vos clés anglaises et vos tournevis dans un panneau perforé au-dessus de l'établi. Gardez les fichiers dont vous vous servez souvent sur votre bureau.

Divisez les tâches de longue durée. Évitez de consacrer trop de temps à une seule activité. Plutôt que de passer la journée complète à travailler dans votre jardin, passez-y 1 ou 2 heures par jour sur une période de 3 à 4 jours.

Travaillez à un rythme modéré. Au lieu de courir pour compléter une tâche, prenez votre temps et travaillez à une vitesse qui vous semble confortable.

ou d'effectuer des tâches ménagères, vous risquez de vous sentir moins compétent. Des sentiments d'inutilité peuvent miner grandement votre estime personnelle.

Votre estime personnelle peut être affectée par des changements d'ordre physique, par exemple une posture voûtée résultant de fractures vertébrales par compression. Vous risquez de perdre du poids, de voir votre taille réduite ou votre abdomen devenir proéminent et vous vous percevrez comme étant difforme.

Les changements physiques provoqués par l'ostéoporose peuvent s'avérer particulièrement difficiles dans une société qui valorise grandement la beauté et la force. Ces idéaux de beauté et de force sont déjà difficiles à atteindre dans des circonstances normales, mais lorsque l'on subit des fractures ostéoporotiques, il est encore plus difficile de satisfaire à ces critères.

Stratégies pour faire face à l'ostéoporose

Les stratégies suivantes peuvent contribuer à réduire le stress, l'anxiété et la depression et améliorer votre estime personnelle. Des recherches ont démontré que les gens à qui on avait diagnostiqué l'ostéoporose pouvaient améliorer leur bien-être en participant activement à la gestion de leur santé.

Renseignez-vous. Plus vous en saurez sur l'ostéoporose, moins cette maladie vous semblera abstraite et menaçante. La peur de l'inconnu peut provoquer de l'anxiété, mais la compréhension a pour effet d'apaiser la peur. Si vous avez peur de tomber, vous pouvez réduire les risques en apprenant à bouger de façon sécuritaire. Vous apprendrez aussi que l'inactivité occasionnera une diminution de votre condition physique et vous rendera plus vulnérable aux chutes.

Faites de l'exercice. Des recherches ont démontré que l'exercice physique régulier réduisait les symptômes d'anxiété et jouait un rôle dans le traitement d'une dépression légère à modérée. L'exercice favorise également une meilleure image personnelle et augmente l'estime personnelle. Pour plus d'information sur l'activité physique et l'ostéoporose, consultez le chapitre 9.

Apprenez à vous détendre. La détente aide à contrebalancer le stress. La relaxation peut également vous aider à composer avec les exigences quotidiennes et à demeurer énergique et productif. Plusieurs techniques favorisent la détente, notamment une respiration profonde, une détente musculaire progressive, la méditation, la rétroaction biologique, l'hypnose et l'imagerie mentale dirigée. Un physiothérapeute pourrait vous renseigner sur les diverses méthodes de relaxation.

Pratiquez la pensée positive. Plusieurs personnes trouvent que le discours intérieur est une méthode efficace. Le discours intérieur est le flot

Ayez bonne allure

Le fait d'apprécier son apparence est étroitement associé à l'estime de soi. Toutefois, trouver de beaux vêtements qui vous habillent bien peut s'avérer difficile pour les personnes atteintes d'ostéoporose. Les fractures par compression de vos vertèbres ont possiblement réduit votre taille et développé un dos voûté ou un abdomen proéminent. Les chemises et les chemisiers peuvent sembler trop serrés, les jupes et les pantalons monter trop haut et les robes être trop courtes dans le dos ou trop longues en avant.

Si vous êtes capable de coudre, essayez de modifier les modèles ou d'adapter les vêtements achetés en boutique, sinon prenez les précautions suivantes lorsque vous achèterez des vêtements :

- Optez pour des chemises ou des chemisiers aux manches amples, par exemple, des manches chauve-souris ou raglan. Vous pouvez également essayer des chemisiers avec épaulettes.
- Optez pour des vestons, chemises et robes droits et une allure ample. Évitez les vêtements qui accentuent le tour de taille.
- Achetez des vêtements d'une pointure plus grande que ceux que vous achetez habituellement, car un ajustement serré risque d'attirer l'attention sur les bosses ou renflements que vous préférez dissimuler.
- Utilisez des accessoires comme des foulards ou des chapeaux pour égayer une tenue simple.
- Pour réduire l'abdomen, les femmes peuvent porter des robes avec tailles basses.
- Les femmes peuvent essayer différents types de soutien-gorge, tel un soutien-gorge qui s'attache en avant, un soutien-gorge sport ou avec des courroies entrelacées afin d'assurer un soutien confortable.

Adapté de la *National Osteoporosis Foundation* (États-Unis), 2000

continuel de pensées qui circulent dans votre cerveau chaque jour. Ces pensées peuvent être positives ou négatives.

Avec la pratique, vous apprendrez à identifier les pensées négatives et à les remplacer par des pensées positives. Ainsi, si votre pensée négative se formule comme suit : « je ne suis plus capable de faire les choses comme avant, je suis devenu inutile, » vous pouvez la remplacer par une pensée positive comme : « je suis capable de faire une bonne partie de ce que j'ai envie de faire. Je peux encore être actif, pourvu que je n'en fasse pas trop. » Avec le temps, le discours intérieur positif deviendra plus automatique.

Contrôlez votre colère. Apprenez à identifier ce qui déclenche votre colère et à reconnaître les signes avant-coureurs. Lorsque vous sentez monter la colère, prenez une courte pause. N'oubliez pas que vous avez le choix quant à vos réactions face à des situations données. Essayez de trouver des façons de libérer les émotions fortes, par exemple en écrivant, en écoutant de la musique, en jardinant ou en peignant.

Plusieurs de ces stratégies pour faire face à l'ostéoporose auront un effet positif sur votre estime personnelle. Voici d'autres idées susceptibles de vous aider à développer un sentiment de confiance en vous-même :

- Structurez votre journée en fonction d'objectifs que vous êtes en mesure d'atteindre. Lorsque votre journée sera terminée, vous aurez le sentiment du devoir accompli.
- Recherchez un soutien émotif, l'appui de membres de la famille ou d'amis. Discutez avec un conseiller ou un professionnel de la santé mentale.
- Aidez quelqu'un d'autre. Ainsi, vous vous sentirez utile.
- Livrez-vous à des activités que vous aimez, par exemple écouter de la musique, lire un livre, regarder un film ou faire une sortie avec un ami.

Maintien de liens sociaux

Pour beaucoup de gens, une vie sociale satisfaisante constitue la clé du bien-être physique et mental. Les liens sociaux peuvent vous procurer un sentiment d'utilité. De plus, le fait de demeurer en contact avec les gens est excellent pour votre santé. Des études démontrent que les personnes qui bénéficient d'un soutien social important se rétablissent mieux que celles qui font face à la maladie dans l'isolement. Un réseau formé de membres de votre famille et d'amis vous aidera à vous rétablir, quelle que soit la blessure, y compris une fracture. Les contacts sociaux peuvent vous motiver à profiter davantage de la vie.

Conséquences sociales de l'ostéoporose

L'ostéoporose peut nuire de plus d'une façon à vos relations avec la famille et les amis. La plupart des gens sont portés à se définir par leur situation et leur statut sociaux, par exemple comme parent, conjoint, collègue ou directeur. L'ostéoporose, même sous une forme légère, peut modifier la nature de ces relations. Ainsi, il est possible que vous deveniez plus dépendant de votre conjoint ou d'un de vos enfants d'âge adulte. Vous risquez de perdre le sentiment de participation et de contribution, tant à l'intérieur de votre famille que sur le plan professionnel. Vous ne serez peut-être plus en mesure de rendre la pareille aux gens qui feront preuve de bienveillance à votre égard. Vous devrez peut-être abandonner quelques-unes ou la totalité de vos responsabilités domestiques et professionnelles, selon la gravité de votre maladie ou des risques de fracture.

Les gens qui sont atteints d'ostéoporose grave sont susceptibles de se retirer de la société en raison de douleurs chroniques ou par crainte de fractures. Si vous avez des douleurs chroniques, voyager en auto, s'asseoir dans une chaise rigide, rester debout ou marcher peuvent devenir rapidement inconfortables. Pour éviter la douleur, vous commencerez probablement à délaisser des activités coutumières comme assister à la messe, jouer aux cartes, aller au cinéma ou voyager.

La crainte de tomber peut aussi mener à l'isolement social. Vous éviterez de fréquenter des lieux publics, surtout s'ils sont achalandés, car vous aurez peur d'être poussé ou de tituber. Vous ne serez peut-être plus capable de magasiner dans des supermarchés ou des centres commerciaux, car il vous sera difficile de soulever et de transporter des sacs.

Demandez de l'aide aux membres de votre famille et à des amis

La plupart des gens sont habitués d'être autonomes et heureux ainsi. Il peut sembler embarrassant de demander de l'aide, surtout pour des choses que vous avez faites toute votre vie. Toutefois, vous devez désormais reléguer votre autonomie au second plan et prioriser votre sécurité et vos besoins personnels.

Bien que le fait de devoir compter sur les autres puisse sembler anormal au départ, cette dépendance accrue peut vous aider à contrôler votre santé physique et à maintenir votre autonomie. Ainsi, en demandant à quelqu'un de vous aider à vaquer à vos occupations quotidiennes comme le magasinage et les tâches domestiques, qui exigent de soulever des objets, vous réduisez les risques de fracture. N'oubliez pas que le fait de demander de l'aide lorsque vous en avez besoin, n'est pas un signe de faiblesse.

Il est vrai que les relations interpersonnelles peuvent parfois constituer une source de stress autant que de soutien. Vos proches ne comprendront peut-être pas toujours par quoi vous passerez sur le plan émotif, mais ils sont susceptibles de vous aider à vous adapter à votre nouvelle situation. Ils peuvent vous encourager, vous procurer une rétroaction utile et vous donner un coup de main lorsque vous en avez besoin. Les bonnes relations exigent de la patience, des compromis et de l'acceptation. Votre famille et vos amis devront accepter vos besoins tout comme vous devez accepter les leurs.

Devenez membre d'un groupe d'entraide

Il est décourageant de constater que personne ne comprend exactement ce que vous vivez. En fait, il existe des gens qui le comprennent, principalement parce qu'ils vivent la même situation. Les groupes d'entraide, également appelés groupes de soutien, rassemblent des personnes qui partagent

Entretenez votre réseau social

Votre réseau social a-t-il besoin d'être stimulé ? Prenez ces conseils en compte :

- Assurez-vous de répondre à tous les appels téléphoniques, courriels et lettres de votre famille et de vos amis.
- Acceptez les invitations à des événements mondains.
- Prenez l'initiative et invitez quelqu'un à participer à une activité.
- Participez davantage à des organismes communautaires, à des fêtes de quartier et à des réunions familiales.
- Lorsque vous participez à des événements locaux, faites la conversation lorsque l'occasion se présente.
- Inscrivez-vous à un cours de conditionnement physique sécuritaire pour les personnes atteintes d'ostéoporose. Votre médecin sera en mesure de vous conseiller sur les activités qui vous conviennent.
- Oubliez les désaccords survenus dans le passé avec vos amis et envisagez toutes vos relations de façon positive.

des préoccupations communes, et même si votre famille se montre solidaire, il est parfois utile de discuter avec d'autres personnes qui sont dans une situation similaire.

Un groupe d'entraide peut vous procurer un sentiment d'appartenance et vous offrir une tribune pour exprimer vos émotions et vos craintes, en plus d'échanger vos expériences. De plus, vous aurez l'occasion de vous faire de nouveaux amis.

Les groupes d'entraide diffèrent quant à leur nombre d'adeptes, mais tous sont fondés sur le principe du soutien par les pairs. Les rencontres ont généralement lieu dans une bibliothèque, dans un hôpital ou un centre communautaire. Plusieurs de ces groupes sont financés par un hôpital ou dirigés par un professionnel de la santé. Aux États-Unis, la *National Osteoporosis Foundation* a mis sur pied un réseau national de groupes de soutien affiliés appelés *Building Strength Together,* alors qu'au Canada, il existe des groupes de soutien et d'entraide dans toutes les régions, permettant aux personnes souffrant d'ostéoporose de s'entraider en échangeant de l'information dans un environnement positif.

Pour obtenir de l'information sur le groupe le plus près de chez vous ou pour discuter de la nécessité de créer un groupe au sein de votre communauté, veuillez communiquer avec :

Ostéoporose Canada
Section de Québec
1 200, avenue Germain-des-Prés, Bureau 100
Sainte-Foy, Québec, G1V 3M7
Tél. : (418) 651-8661
Téléc. : (418) 650-3916
Sans frais : 1 800 977-1778 (au Canada seulement)

Chapitre 12

Rétablissement
suite à une fracture

Vous n'aviez pas prévu passer les prochains 4 à 8 mois à récupérer d'une intervention chirurgicale de la hanche et vous n'aviez pas prévu non plus glisser dans la baignoire et vous fracturer une hanche. Pourtant, vous voilà en train d'utiliser un déambulateur pour vous déplacer dans la maison. Vous avez besoin d'aide pour exécuter des tâches comme la lessive et préparer les repas. Vous ne pouvez aller voir vos amis comme vous le faisiez avant. Bref, vous avez l'impression de ne plus être vous-même.

Il va sans dire qu'une convalescence causée par une fracture osseuse, surtout de nature ostéoporotique, s'avère douloureuse, prend du temps et cause des frustrations. Cependant, beaucoup de gens retrouvent leurs capacités et sont en mesure de reprendre leurs habitudes de vie à peu près comme avant. De façon générale, plus vous êtes en santé et plus votre attitude est positive, plus vous êtes susceptible de bien récupérer d'une fracture.

Dans ce chapitre vous apprendrez comment l'os guérit naturellement et se régénère après s'être brisé. Le présent chapitre décrit également quelques types de traitement pour les fractures ostéoporotiques les plus courantes, soit celles de la colonne vertébrale, de la hanche et du poignet et les détails de chacune des étapes de réadaptation. On y traite aussi des différentes façons de gérer la douleur chronique qui résulte parfois d'une fracture ostéoporotique. En sachant le type de fracture que vous avez subi et le traitement approprié, votre guérison pourra s'opérer plus rapidement et vous pourrez recommencer à être actif.

La nature de votre rétablissement

Le niveau de guérison d'une fracture d'un os dépend en partie de la région et de la gravité de la fracture. Dans plusieurs cas, une attention médicale immédiate et la faculté naturelle de régénération du corps permet de réparer les tissus osseux en l'espace de quelques mois. Ainsi, une fracture du poignet guérira habituellement si vous portez un plâtre et une écharpe jusqu'à ce votre poignet soit suffisamment stable pour supporter du poids. Toutefois, les choses ne sont pas toujours aussi simples. S'il s'agit d'une fracture grave, par exemple de la hanche, qui nécessite généralement une intervention chirurgicale, il faut parfois un support additionnel. D'autres fractures, par exemple vertébrales, causent une douleur chronique une fois que l'os est guéri et nécessitent une approche thérapeutique différente.

Vous constaterez qu'il existe un traitement spécifique pour chaque type de fracture. En plus de guérir l'os, vous pourrez également recevoir un traitement pour l'ostéoporose si ce n'est déjà fait, qui vous permettra d'augmenter votre densité osseuse.

Toutefois, le processus de guérison n'est pas nécessairement terminé, une fois l'os guéri. Vous aurez peut-être envie de reprendre la plupart, sinon toutes les activités que vous faisiez avant de vous fracturer l'os. La thérapie en cours pourrait vous permettre de retrouver la force et la mobilité qui étaient vôtres avant la fracture. Il existe plusieurs appareils et techniques susceptibles de compenser pour toute perte permanente. De plus, vous pouvez prévenir des fractures éventuelles, ce qui comprend généralement un régime alimentaire, de l'exercice, des médicaments et quelques modifications à votre style de vie afin de maintenir la densité osseuse.

Le processus de guérison des os

Tel qu'expliqué au chapitre 2, vos os se régénèrent continuellement dans le cadre d'un processus appelé cycle de remodelage osseux. Des cellules nommées ostéoclastes causent la résorption des os usés ou endommagés et d'autres cellules, les ostéoblastes, en développent de nouveaux. Le cycle de remodelage osseux est à la base de la guérison des fractures. En réalité, l'os est le seul tissu solide du corps humain capable de se régénérer. D'autres blessures tissulaires, telle qu'une plaie sur la peau guérira grâce à la formation d'un tissu fibreux différent, lequel laissera une cicatrice.

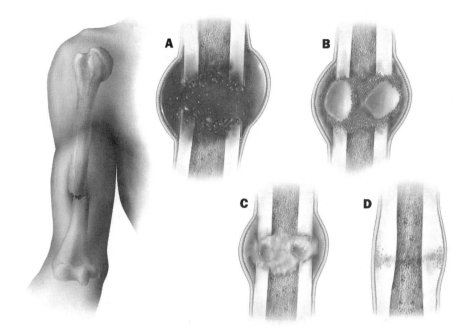

Processus de guérison des os

Suite à une fracture, un caillot sanguin se forme, isolant les vaisseaux sanguins endommagés entre les extrémités des os brisés (A). Un cal mou se développe lorsque l'os commence à se régénérer (B). Les ostéoblastes contribuent au développement d'un réseau spongieux osseux, créant une attelle interne qui relie les extrémités de l'os fracturé (C). Avec le dépôt de calcium et autres minéraux, ce réseau se développe en un os plus dense (D).

L'autoguérison d'une fracture osseuse peut être décrite en étapes :

1ʳᵉ étape. Lorsqu'un os brise, il saigne comme tous les autres tissus du corps. Un caillot sanguin se forme, lequel isole les vaisseaux sanguins endommagés à l'intérieur ou près de l'os fracturé. Les scientifiques sont d'avis que les molécules à l'intérieur du caillot sanguin ordonnent à des cellules spécialisées d'aider au processus de guérison, de même manière que les cellules immunitaires combattent une infection et que les cellules des facteurs croissance régulent la croissance tissulaire. Entre-temps, les ostéoclastes commencent à dissoudre l'os et le tissu endommagés. Cette étape initiale dure généralement 2 semaines.

2ᵉ étape. Au cours des 4 semaines suivantes, l'os commence à se régénérer avec l'aide des ostéoblastes. Un cal mou composé de collagène se forme ; c'est la charpente structurelle de l'os.

3ᵉ étape. Les ostéoblastes continuent leur travail et un réseau d'os spongieux se forme, ce qui crée une sorte d'attelle interne liant les extrémités de l'os fracturé.

4ᵉ étape. En l'espace de 6 à 12 semaines après la fracture, un os plus dense et plus rigide remplace le réseau d'os spongieux. Des minéraux nouvellement déposés dans le collagène se lient et durcissent, ce qui renforce l'os. À cette étape, on peut dire que la fracture est guérie, bien que le remodelage continue à modifier et à renforcer l'os pendant au moins un an ou deux.

Tout au long de ce processus, l'os fracturé doit être aligné correctement pour permettre une guérison appropriée. Des problèmes surviennent habituellement lorsque les extrémités de l'os fracturé ne sont pas alignées ou ne peuvent être immobilisées. Dans de telles circonstances, une intervention chirurgicale ou d'autres procédures médicales pourraient s'avérer nécessaires pour remettre les os en position et stabiliser la fracture.

Traitement des fractures vertébrales

Lorsque la densité osseuse diminue en raison de l'ostéoporose, les vertèbres de la colonne vertébrale commencent à s'affaiblir. Tôt ou tard, quelques vertèbres perdent la majeure partie de leur teneur minérale. L'impact causé par une chute ou le fait de tourner la poitrine peut occasionner une fracture par compression et la même chose se produira si vous essayez de soulever une charge trop lourde à supporter pour vos vertèbres. Le corps vertébral s'effondre littéralement et s'écroule sur lui-même. Bien que certaines fractures par compression ne présentent aucun symptôme, d'autres peuvent occasionner une douleur aiguë, de façon occasionnelle ou chronique.

Généralement, les fractures vertébrales peuvent êtres traitées avec des analgésiques, une convalescence alitée, des corsets portés autour de la cage thoracique et de la physiothérapie. La guérison des fractures par compression prend généralement de 2 à 4 mois et la douleur aiguë diminue graduellement au cours de cette période. Parfois, la douleur persiste et ne peut être éliminée en employant les méthodes conventionnelles mentionnées précédemment. Dans ces circonstances, il faut envisager des interventions chirurgicales pour traiter les fractures qui causent une douleur chronique et persistante.

Analgésiques

Les analgésiques en vente libre aident souvent à réduire le malaise, surtout au début de la période de convalescence. Parmi les analgésiques en vente libre les plus courants, on retrouve l'aspirine, l'acétaminophène (Tylenol et autres), l'ibuprofène (Advil, Motrin et autres) et le naproxène (Aleve et autres). Un usage à long terme de ces médicaments n'est généralement pas recommandé en raison de leurs effets secondaires pénibles, car ils peuvent causer des hémorragies digestives, des troubles d'estomac, des étourdissements, des ballonnements et des douleurs abdominales.

Des prescriptions d'ordonnance plus fortes comme la codéine sont accessibles pour des douleurs graves, mais peuvent causer la constipation, ce qui est particulièrement désagréable si vous êtes affligé d'un mal de dos persistant. L'usage à long terme de ces médicaments peut créer une dépendance et nécessiter des dosages plus importants pour soulager la douleur.

Repos au lit (Convalescence alitée)

La douleur aiguë résultant d'une fracture par compression diminue généralement après une période de repos 2 à 3 jours à garder le lit. Un matelas ferme offre un meilleur soutien à votre colonne vertébrale qu'un matelas mou. Bien que le repos soit essentiel au soulagement de la douleur initiale, rester au lit plus de quelques jours peut affaiblir le dos et aggraver la perte osseuse. Il est également important de commencer à bouger le plus rapidement possible en alternant les périodes de repos et les périodes d'activité. L'activité physique peut renforcer les muscles dorsaux et abdominaux et améliorer le soutien de votre colonne vertébrale.

Port d'un appareil orthopédique

Si la douleur persiste au bout de plusieurs jours de repos au lit, votre médecin pourrait vous recommander d'utiliser une prothèse pour soutenir votre dos. Ces supports dorsaux sont généralement portés pendant de courtes périodes, par exemple lorsque vous pratiquez des activités comportant une tension. Porter un support dorsal pour une période trop prolongée peut s'avérer néfaste parce que votre dos ne s'habituera pas à se soutenir lui-même et risque de s'affaiblir.

Vous trouverez des supports dorsaux dans les pharmacies et les boutiques spécialisées dans les fournitures médicales. Vous aurez le choix entre plusieurs types de supports dorsaux et il y en a même qui sont fabriqués sur mesure. Votre médecin peut vous conseiller sur cette question.

Exercice

L'exercice peut renforcer vos muscles dorsaux, contribuer à renforcer votre posture, ralentir la perte osseuse et améliorer la condition physique globale, des éléments susceptibles de prévenir les fractures. Votre médecin ou votre physiothérapeute peuvent concevoir un programme d'exercice sécuritaire qui vous procure ces avantages, tout en réduisant les risques de fracture pendant les exercices.

Les exercices comprennent habituellement :

Des exercices de mise en charge. Activités que vous faites debout alors que vos os supportent le poids de votre corps, par exemple la marche.

Exercices contre résistance. Activités qui exercent une pression sur des muscles et des os spécifiques, par exemple par l'intermédiaire de poids et haltères.

Exercices de renforcement dorsal. Activités qui aident à maintenir ou à améliorer la posture, ce qui contribue à éviter d'autres fractures. Assurez-vous de toujours consulter votre médecin ou votre physiothérapeute avant d'entreprendre un programme d'exercice, car certains mouvements ou activités sont susceptibles d'augmenter la douleur résultant de fractures par compression ou même d'en occasionner d'autres.

Vertébroplastie percutanée

La vertébroplastie est une intervention chirurgicale dans laquelle une aiguille dirigée par des rayons X injecte un ciment osseux acrylique dans les vertèbres fracturées et affaissées. Le ciment prend quelques heures à durcir, à isoler, stabiliser les fractures et soulager la douleur. Cette procédure dure généralement 1 heure ou 2.

Les personnes qui subissent cette intervention ont des fractures vertébrales persistantes causées par l'ostéoporose ou la présence d'une tumeur osseuse. Vous devrez sans doute passer plusieurs tests avant de subir cette intervention, y compris une scintigraphie osseuse ou une imagerie par résonance magnétique pour s'assurer que la vertébroplastie vous convienne. Cette procédure est généralement employée lorsque d'autres méthodes de traitement non-invasives se sont révélées infructueuses.

Des rapports indiquent que la vertébroplastie soulage complètement, ou de façon importante, la douleur, dans 67 à 100 % des cas. Certaines personnes ressentent un soulagement tout de suite après l'intervention et sont capables de reprendre leurs activités normales le même jour.

Les complications à court terme sont relativement peu nombreuses. Durant le processus de durcissement, le ciment produit une chaleur susceptible d'endommager les extrémités nerveuses à l'intérieur de la colonne vertébrale. Ceci peut occasionner un malaise temporaire, mais également procurer un peu du soulagement associé à la vertébroplastie.

Une des principales inquiétudes au sujet de la vertébroplastie concerne la fuite de ciment à l'intérieur de tissus environnants au moment de l'injection. Durant les études expérimentales, les fuites ne comportent généralement aucun effet secondaire, bien que quelques incidents aient résulté en des nerfs comprimés et une augmentation de la douleur.

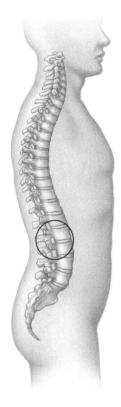

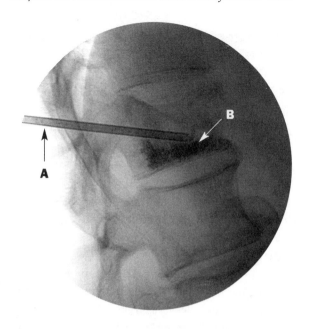

Durant la procédure de vertébroplastie percutanée, un chirurgien visionne une radiographie (*voir* ci-dessus) pour diriger une aiguille (A) vers une vertèbre fracturée. Le ciment osseux injecté dans la vertèbre (B) aide à stabiliser la fracture.

Bien que la vertébroplastie présente des possibilités intéressantes dans le traitement des fractures par compression, les chercheurs insistent sur le fait que les risques et les bienfaits à court et à long terme de cette procédure ne sont pas bien connus. De façon plus spécifique, des experts en santé se demandent si cette procédure peut causer des fractures vertébrales dans les régions situées à proximité de la vertèbre réparée.

Cyphoplastie

La cyphoplastie est une intervention chirurgicale associée à la vertébroplastie, mais la cyphoplastie comporte l'usage d'une aiguille à ballonnet gonflable. Une fois l'aiguille insérée dans la vertèbre, le ballonnet se gonfle afin de créer un espace pour injecter le ciment. Dans la plupart des cas, cette action renforce la vertèbre, mais permet aussi d'allonger le corps vertébral affaissé.

La cyphoplastie est efficace dans le soulagement de la douleur et présente rarement des complications graves. Toutefois, des experts en santé préconisent la prudence puisqu'il faudra effectuer d'autres recherches pour connaître tous les avantages et les risques de cette procédure.

Traitement des fractures de la hanche

L'intervention chirurgicale constitue presque toujours le meilleur moyen de réparer une fracture de la hanche. Les médecins s'en remettent habituellement à des méthodes non-chirurgicales comme une traction si vous souffrez d'une maladie grave susceptible d'augmenter de façon importante les risques associés à une intervention chirurgicale. Le type d'intervention chirurgicale employé dépend de l'endroit où l'os est brisé, de la gravité de la fracture et de votre âge.

Fractures du col du fémur

L'os long de la cuisse (fémur) est relié au bassin à la hanche, qui est une articulation sphérique. Une section étroite du fémur, située juste sous l'articulation et appelée col du fémur, est une région souvent touchée par les fractures de la hanche. Pour réparer cette fracture, les médecins emploient l'une des trois méthodes suivantes :

Fixation interne. Si l'os brisé est encore correctement aligné, le médecin peut insérer des vis de métal à travers l'os pour le tenir ensemble pendant que la fracture guérit.

Remplacement partiel du fémur. Si les extrémités de l'os brisé ne sont pas correctement alignés ou si elles sont endommagées ou broyées, le médecin pourrait retirer la tête et le col du fémur et insérer un élément de remplacement artificiel appelé prothèse. Cette intervention chirurgicale est connue sous le nom d'hémiarthroplastie.

Remplacement complet de la hanche. Cette procédure implique le remplacement de toute la partie supérieure du fémur par une prothèse. Un remplacement complet de la hanche peut s'avérer un bon choix si la personne souffre d'arthrite ou qu'une blessure antérieure a endommagé l'articulation et nuisait à son bon fonctionnement avant la fracture.

Fractures dans la région intertrochantérique

La région intertrochantérique est une partie du fémur adjacente au col fémoral. Pour réparer une fracture dans cette région, un chirurgien doit habituellement insérer une longue vis métallique connue sous le nom de vis à compression, à travers la fracture, pour relier l'os brisé. La vis est fixée à une plaque qui couvre une partie de la longueur du fémur. La plaque est fixée au fémur avec des vis plus petites afin de stabiliser l'os. Au fur et à mesure que l'os guérit, la vis de compression permet aux extrémités de croître ensemble.

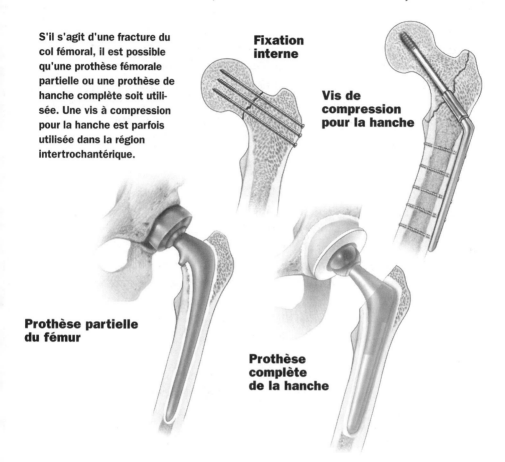

S'il s'agit d'une fracture du col fémoral, il est possible qu'une prothèse fémorale partielle ou une prothèse de hanche complète soit utilisée. Une vis à compression pour la hanche est parfois utilisée dans la région intertrochantérique.

Fixation interne

Vis de compression pour la hanche

Prothèse partielle du fémur

Prothèse complète de la hanche

Préoccupations générales sur les interventions chirurgicales de la hanche

Une intervention chirurgicale de la hanche se fait sous anesthésie générale ou locale. Si une partie ou toute l'articulation est enlevée, la prothèse est souvent fixée avec du ciment osseux, soit le même type employé pour la vertébroplastie et la cyphoplastie. Il ne faut que quelques heures au ciment pour durcir et à l'élément de remplacement de la hanche pour être fermement en place. Parfois, un type de prothèse différent est utilisé pour permettre à l'os de croître à l'intérieur de l'appareil et pour qu'il reste en place. Recevoir une prothèse de la hanche sans ciment nécessite généralement une période de rétablissement plus longue parce qu'il faut laisser le temps à l'os de croître. Dans le cas d'une prothèse hybride, il faut cimenter une partie de l'appareil, généralement l'emboîture et laisser l'autre partie, habituellement le col du fémur, sans ciment.

Les articulations artificielles de la hanche peuvent fonctionner très bien pendant 20 ans ou plus, mais la prothèse finit par se relâcher et il faut procéder à une autre opération. Les aînés sont plus susceptibles de recevoir une prothèse complète ou partielle de la hanche, car ils ont tendance à mettre moins de tension sur une articulation artificielle que des personnes plus jeunes. La fixation interne est une méthode employée plus souvent avec des personnes plus jeunes, mais il est possible de les utiliser pour les gens de n'importe quel âge pour des fractures, pourvu que les os brisés soient bien alignés.

Si la hanche est infectée ou qu'il y a une affection cutanée près de la hanche, le chirurgien attendra probablement que les conditions s'améliorent avant de procéder à l'intervention. Avant de subir l'intervention chirurgicale, il faudra probablement que vos antécédents médicaux soient évalués de façon exhaustive, tenir compte de la gravité du dommage causé à votre hanche et de la condition de votre cœur et de vos poumons. Votre médecin tiendra également compte des avantages et des risques potentiels d'une intervention chirurgicale de la hanche dans votre cas spécifique.

À l'hôpital

Une intervention chirurgicale de la hanche nécessite généralement un séjour de 3 à 10 jours à l'hôpital, selon que vous récupériez bien ou non de l'opération. À l'hôpital, on vous administrera des médicaments pour contrôler la douleur post-opératoire. Le personnel de l'hôpital vous aidera aussi à bouger le plus rapidement possible.

Il peut survenir une complication grave suite à une intervention chirurgicale de la hanche, par exemple la formation d'un caillot sanguin dans les veines de vos cuisses et de vos mollets. Un caillot sanguin peut se dégager et se déplacer vers vos poumons, causant une embolie pulmonaire susceptible d'être fatale en l'espace de quelques heures. Le personnel de l'hôpital surveillera de près votre condition pour éviter que cela se produise.

Il est important d'entreprendre des activités douces, immédiatement après l'opération. Ceci peut inclure des exercices comme bouger lentement votre pied de haut en bas ou faire une rotation des chevilles lorsque vous êtes au lit. Un physiothérapeute peut également vous indiquer comment faire des exercices particuliers. Bien que ces activités puissent sembler désagréables au départ, elles sont en mesure de réduire la douleur, de prévenir la formation d'un caillot sanguin et d'améliorer le mouvement de la hanche.

Vous devrez continuer ces exercices une fois que vous serez revenu à la maison. De plus, votre médecin vous prescrira probablement des médicaments anticoagulants pendant plusieurs semaines ou mois après l'intervention afin de prévenir la formation d'un caillot, de même que des antibiotiques sont en mesure de prévenir des infections.

Certains aînés, surtout ceux qui vivent seuls, se retrouvent temporairement dans un centre de réadaptation après l'intervention chirurgicale pour recevoir des soins de physiothérapie et de l'assistance pendant leur rétablissement.

À la maison

Avant de regagner votre domicile ou même avant d'entrer à l'hôpital pour une intervention chirurgicale, il peut être utile de réaménager votre environnement pour faciliter votre rétablissement. Les passages doivent être dégagés pour que vous puissiez utiliser un déambulateur et assurez-vous d'avoir à votre disposition une chaise rigide à siège élevé. Aménagez votre propre centre de convalescence en plaçant tout ce dont vous avez besoin à portée de la main, des lunettes, de la lecture, les médicaments, un appareil téléphonique, une télécommande, des mouchoirs, une corbeille à papier, un verre et un pichet.

Vous pouvez contribuer beaucoup à votre propre rétablissement et votre participation au processus de guérison détermine souvent le succès de la procédure. Voici quelques facteurs que vous devez garder en tête :

- Gardez l'incision propre et sèche. Les points de suture sont généralement retirés de 2 à 3 semaines après l'intervention. En attendant, faites votre toilette à l'éponge au lieu de prendre des douches ou des bains complets.
- L'enflure est une réaction normale durant les 3 à 6 mois suivant l'intervention chirurgicale. Pour neutraliser l'enflure, soulevez votre jambe et placez un sac de glace sur votre hanche pendant plusieurs minutes à la fois. Évitez de placer la glace directement sur votre peau en l'enveloppant dans une débarbouillette ou un torchon.
- Communiquez immédiatement avec votre médecin si vous développez un caillot sanguin ou une infection. Les symptômes d'un caillot sanguin comprennent de la douleur, des rougeurs ou des endolorissements dans votre mollet et une nouvelle enflure sur une jambe ou un pied. Les symptômes d'une infection comprennent des rougeurs ou de l'enflure autour de l'incision, un drainage de plaie, une forte fièvre persistante, des frissons et une douleur grandissante à la hanche.
- Vous devez faire attention de ne pas disloquer la prothèse. Ne croisez pas les jambes lorsque vous êtes assis, debout ou allongé. Gardez les genoux sous le niveau des hanches. Asseyez-vous sur un coussin pour maintenir vos hanches à un niveau plus élevé que vos genoux. Évitez de vous pencher à partir de la taille. Pour dormir, placez un oreiller entre vos genoux pour maintenir votre hanche correctement alignée.
- Étant donné que des bactéries pénètrent souvent dans la bouche pendant l'intervention chirurgicale dentaire, il est important d'informer votre dentiste qu'on vous a posé une prothèse de la hanche. La prise d'antibiotiques avant l'intervention chirurgicale dentaire peut

Protecteurs de hanche

Le port d'un tissu spécial rembourré (drap fanon) peut aider à prévenir une fracture de la hanche. Une étude récente indique que les gens qui portent des protecteurs de hanche, soit des sous-vêtements spéciaux, conçus pour tenir en place des protecteurs rembourrés, présentent 60 % moins de risque de fracture de la hanche que les personnes qui n'en portent pas. Si vous croyez qu'un protecteur de hanche peut vous être utile, parlez-en à votre médecin. Ces protecteurs coûtent environ 80 $ et sont en vente dans tous les magasins de fournitures médicales.

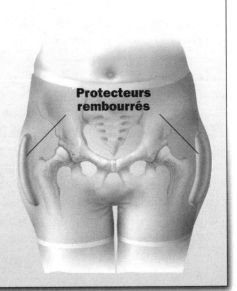

Protecteurs rembourrés

contribuer à prévenir une infection. Continuez de prendre cette précaution jusqu'à la fin de vos jours.

- Il est important de demeurer actif. Levez-vous et bougez pendant environ une heure au moins chaque jour. Si vous avez une prothèse en ciment ou hybride, il vous est généralement possible de mettre immédiatement du poids sur votre jambe, mais vous aurez besoin d'un déambulateur pendant une période de 4 à 6 semaines pour permettre à l'articulation de guérir convenablement. Si vous avez une prothèse sans ciment, votre chirurgien vous demandera probablement de ne pas mettre de poids sur votre jambe pendant les 6 premières semaines afin de laisser le temps à vos os de croître à l'intérieur de la prothèse.

- Soyez actif, mais ne vous surmenez pas. La clé du succès réside dans le fait d'être actif et de vous exercer à un niveau qui vous est confortable. La marche est généralement sécuritaire et la natation est un exercice qui est doux pour vos articulations et recommandé une fois que votre incision est guérie.

- Il est également important de suivre un régime alimentaire sain. Si vous avez surveillé votre poids avant l'intervention chirurgicale, continuez de le faire, car un excédent de poids peut exercer une tension inutile sur l'articulation de votre hanche.

La plupart des gens reprennent généralement leurs activités normales après une intervention chirurgicale de la hanche, mais pas de façon immédiate. Une guérison saine exige non seulement la volonté de faire ce que votre médecin ou votre physiothérapeute vous prescrit, mais de continuer à garder ces bonnes habitudes.

Traitement des fractures du poignet

Si on les compare aux fractures de vertèbres et de la hanche, les fractures du poignet sont habituellement plus faciles à traiter. La plupart des fractures ostéoporotiques du poignet, soit environ 90 %, sont des ruptures nettes du radius, situé dans l'avant-bras, juste sous l'articulation du poignet. Ce type de fracture est appelé fracture de Colles. Ces fractures guérissent habituellement bien et il est possible de retrouver le plein usage de la main et du poignet.

Toutefois, certaines fractures du poignet sont complexes. Si les extrémités brisées d'un os se déplacent de moins de 2 millimètres, (un dixième de pouce) la fracture est dite déplacée et l'os doit être redressé avant de penser à la guérison. Si les os sont brisés en plusieurs fragments, la fracture est dite comminutive. Dans un cas comme dans l'autre, une intervention chirurgicale pourrait être nécessaire pour remettre les fragments en place et installer divers appareils pour les maintenir en place pendant que l'os guérit. Si l'os fracturé brise la peau, ce qui cause une fracture ouverte, il faut procéder à un traitement d'urgence pour prévenir les risques d'infection.

Votre médecin a le choix entre plusieurs méthodes de traitement :

Plâtre ou attelle. Le plâtre est souvent la méthode privilégiée pour les aînés qui ont une simple fracture du poignet avec un déplacement minimal. Un plâtre du bras court est souvent posé à partir du dessous du coude jusqu'à la main. Cette méthode qui est moins invasive qu'une intervention chirurgicale et qui donne de bons résultats permet d'immobiliser l'os du poignet. Après une fracture, il y a souvent des problèmes d'enflure. Si c'est le cas, il est possible d'employer une attelle pendant les premiers jours, puis de la remplacer par un plâtre, une fois que l'enflure a diminué. Soulever le bras et mettre de la glace sur la main aident à réduire l'enflure.

Dans d'autres cas, un plâtre du bras long qui descend de la partie supérieure du bras jusqu'à la main, est employé pour immobiliser le bras au complet ainsi que le pouce. Le plâtre du bras long est ensuite remplacé par un plâtre court pour permettre au coude de bouger librement. Une fois le plâtre enlevé, votre médecin vous demandera peut-être d'utiliser une attelle pouvant être enlevée la nuit et entre les séances d'exercices du jour, pour un soutien additionnel.

Fixation externe. Si une fracture est gravement déplacée ou comminutée, elle guérira mieux si on insère des broches métalliques dans l'os, à travers la peau, de chaque côté de la fracture. Les broches sont fixées à une structure de manière externe afin de maintenir en place l'os fracturé. Votre bras sera tenu dans une écharpe pour le surélever et le protéger. Cet appareil est généralement porté pendant une période de 6 à 12 semaines. Durant cette période, les broches peuvent être ajustées afin d'assurer que l'os soit bien aligné.

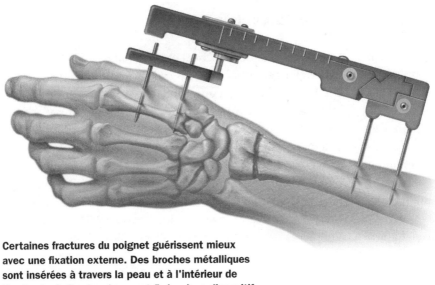

Certaines fractures du poignet guérissent mieux avec une fixation externe. Des broches métalliques sont insérées à travers la peau et à l'intérieur de l'os fracturé. Ces broches sont fixées à un dispositif qui tient la fracture en place.

Fixation interne. Certaines fractures complexes, surtout celles qui se prolongent à l'intérieur de l'articulation, exigent parfois une fixation interne. Durant une intervention effractive, un chirurgien peut placer des broches, des tiges, des plaques ou des vis métalliques à l'intérieur ou le long de la fracture pour maintenir l'os en position.

Broches percutanées. Percutané veut dire « à travers la peau ». Dans cette procédure, des broches ou des fils métalliques autonomes ou bio-dégradables sont insérés dans la région fracturée et installés de sorte à aligner les fragments osseux. Cette méthode présente un inconvénient, en ce sens que les broches n'offrent pas suffisamment de stabilité, surtout chez les aînés, et il est donc préférable de jumeler cette méthode à une fixation externe.

Ciment osseux injectable. Des chercheurs travaillent actuellement sur un prototype de ciment osseux qui durcit en quelques minutes et stabilise les fragments osseux dans le poignet ou les fractures vertébrales. Ce ciment est différent du ciment acrylique actuellement utilisé en vertébroplastie, en cyphoplastie et pour certaines prothèses de la hanche. Ce nouveau type de ciment osseux est bioactif, ce qui veut dire qu'il se résorbera éventuelle-ment dans l'organisme au cours du processus de remodelage osseux et sera remplacé par un os naturel. Aux États-Unis, un type de ciment bioactif a déjà été approuvé par la *Food and Drug Administration*. D'autres formules sont également en développement.

Physiothérapie. Le raidissement constitue l'une des complications les plus courantes suite à une fracture du poignet. Pour remédier à ce contretemps, votre médecin ou votre physiothérapeute fera en sorte de vous faire bouger les doigts, le coude et les épaules, le plus rapidement possible, une fois la fracture stabilisée. Un exercice courant consiste à former un poing avec vos mains, puis à ouvrir lentement les mains et à allonger les doigts. On vous demandera probablement de répéter cet exercice plusieurs fois à chaque heure de la journée. Une fois le plâtre ou le dispositif de fixation retiré, vous devrez effectuer des exercices additionnels, y compris des exercices contre résistance afin de développer la masse osseuse. Vous recevrez également un entraînement pour l'équilibre afin de prévenir les risques de chute.

Comme dans tout processus de réadaptation, vous jouez un rôle essentiel. Vous ne devez pas oublier que votre objectif consiste à retrouver le plein usage de votre main et c'est en suivant à la lettre les directives de votre médecin et en exécutant les exercices prescrits de façon régulière que vous y parviendrez.

Gestion de la douleur chronique

Bien qu'un traitement approprié puisse soulager la douleur initiale d'une fracture ostéoporotique, la période de réadaptation suivant ce traitement peut s'avérer douloureux. Parfois, la douleur persiste une fois l'os guéri.

Il peut s'avérer frustrant de vivre avec une douleur chronique lorsqu'il ne semble pas possible d'obtenir un soulagement immédiat. Cette douleur peut occasionner des sentiments d'irritabilité, de dépression et d'anxiété, ce qui ne peut qu'amplifier la douleur physique. Bien qu'il n'y ait pas de solutions rapides accessibles, vous pouvez agir pour gérer votre douleur. Commencez avec deux concepts essentiels :

- Vous jouez un rôle central dans la gestion de la douleur. Si vous voulez améliorer votre qualité de vie, vous devrez entreprendre des démarches en ce sens. Vous seul êtes en mesure de contrôler votre avenir.
- La gestion de la douleur chronique n'a rien à voir avec la disparition de la douleur, mais consiste à apprécier la vie malgré la douleur.

Lorsqu'il est question de douleur chronique, beaucoup de gens s'en remettent aux analgésiques. Ces médicaments sont certainement appropriés pour endurer une douleur aiguë et s'avèrent très efficaces lorsqu'ils sont employés adéquatement. Cependant, dans le cas de nombreux problèmes de douleur chronique, la médication n'est pas toujours la solution.

Certaines personnes prennent des médicaments parce qu'elles pensent qu'elles en ont besoin et non parce que c'est nécessaire. Les médicaments deviennent alors une béquille ou empêchent d'envisager des solutions plus efficaces à long terme. Ces personnes sont souvent surprises de constater qu'il est plus facile de cesser de prendre la médication qu'ils le croyaient. Elles constatent souvent aussi que le fait de ne pas prendre les médicaments leur procurent le sentiment de posséder un plus grand contrôle et sur la douleur et sur leur vie.

Si les analgésiques ne constituent pas la solution, quelles sont les autres options ? En voici quelques-unes :

L'exercice. Bien que le repos soit essentiel à la guérison et au soulagement de la douleur, l'exercice joue un rôle aussi important dans le soulagement de la douleur, particulièrement à long terme. L'exercice permet à votre corps de libérer des substances chimiques appelées endorphines qui empêchent les signaux de douleur ou nociception de parvenir à votre cerveau. Plus vous produisez d'endorphines par vous-même, moins vous devrez compter sur d'autres formes de gestion de la douleur, par exemple des médicaments.

Vu que certains exercices sont déconseillés puisque vous souffrez d'ostéoporose, il est important de consulter votre médecin avant d'entreprendre un programme d'exercices. Ainsi, vous aurez la certitude que les activités que vous pratiquez vous conviennent.

Glace et chaleur. L'application d'un sac de glace peut réduire l'enflure et l'inflammation et agir comme anesthésique local. Un traitement appliqué au moyen d'une bouteille d'eau chaude, d'un bain chaud ou d'une lampe à infrarouge détend vos muscles et contribue à soulager la douleur chronique. Souvenez-vous qu'il ne faut pas exposer directement la peau aux températures extrêmes. Gardez le sac de glace ou la bouteille d'eau chaude enveloppés dans une serviette. Limitez les applications à une durée maximale de 20 minutes à la fois.

Techniques de relaxation. Votre physiothérapeute peut vous apprendre des techniques de relaxation qui vous aideront à oublier la douleur, détendront vos muscles et élimineront le stress inutile. Ces techniques peuvent comprendre de la visualisation, une relaxation musculaire progressive et une respiration profonde.

Rétroaction biologique. L'objectif de la rétroaction biologique consiste à vous apprendre à contrôler certaines réactions corporelles. Pendant une séance de rétroaction biologique ou biofeedback, un thérapeute applique des électrodes sur différentes parties de votre corps. Des électrodes sont fixées à des appareils qui surveillent vos réactions et vous donnent une rétroaction visuelle ou auditive de votre tension musculaire, de votre

Fixez-vous des objectifs intelligents

Lorsque vous éprouvez de la douleur, celle-ci peut facilement devenir votre centre d'attention. Toutes les choses qui vous semblaient importantes deviendront secondaires face à la douleur.

L'établissement d'objectifs aide à diriger l'attention vers autre chose que la douleur chronique et constitue une occasion de penser à votre style de vie et à ce que pouvez faire pour mieux gérer la douleur. Toutefois, établir des objectifs n'est pas aussi simple que cela peut sembler. Il ne s'agit pas d'identifier quelques éléments que vous voulez mettre en œuvre et espérer que cela se produise, sinon vous ne parviendrez qu'à une amère déception. Fixez-vous des objectifs intelligents, c'est-à-dire précis, mesurables, qui sont à votre portée, réalistes et dont il est possible de faire un suivi. Voici comment :

- **Précis.** Formulez exactement ce que vous désirez obtenir et la manière dont vous entendez le faire. Fixez-vous des objectifs que vous serez en mesure d'atteindre à l'intérieur d'une semaine à un mois, car il est facile d'abandonner des objectifs qui prennent beaucoup de temps. Prenez un objectif à long terme et divisez-le en une série de petits objectifs quotidiens ou hebdomadaires. Une fois que vous aurez atteint un des objectifs à court terme, attaquez-vous au prochain.
- **Mesurables.** L'établissement d'un objectif ne sera d'aucune utilité s'il n'y a aucune façon de vérifier si vous l'avez bel et bien atteint. « Je veux me sentir mieux » n'est pas un objectif valable, car il s'agit d'une chose variable. « Je veux travailler 8 heures par jour » est un objectif valable, car il est précis et mesurable.
- **À votre portée.** Interrogez-vous à savoir si l'objectif fixé est raisonnablement atteignable. Participer à un marathon de marche rapide n'est probablement pas un objectif que vous serez en mesure d'atteindre si vous faisiez peu d'exercice avant. Toutefois, planifier plusieurs marches rythmées chaque jour l'est davantage.
- **Réalistes.** L'établissement d'un objectif aide à penser à autre chose que la douleur et à faire des projets d'avenir. Cependant, vous ne pouvez ignorer vos limites. Vos objectifs doivent être établis en fonction de celles-ci. Si vous avez subi une grave blessure au dos, il n'est pas réaliste d'occuper un emploi qui comporte le soulèvement de charges lourdes. Vous devez plutôt opter pour un emploi dans un domaine apparenté ou retourner à l'école pour entreprendre une nouvelle formation.
- **Donc il est possible de faire un suivi.** Le fait d'être capable de suivre les progrès vous encouragera à poursuivre et à atteindre votre objectif. Essayez de trouver des façons de noter vos progrès.

fréquence cardiaque, de votre pression artérielle, de votre rythme respiratoire et de votre température corporelle.

Avec cette information, il vous est possible d'apprendre comment produire des changements positifs dans vos fonctions corporelles, par exemple réduire votre tension artérielle ou augmenter votre température corporelle. Ce sont des signes de détente. Le thérapeute en rétroaction biologique peut employer des techniques de relaxation pour vous permettre de vous détendre davantage.

Électrostimulation. La neurostimulation transcutanée peut contribuer à faire cesser la douleur en bloquant les signaux nerveux et en les empêchant de parvenir à votre cerveau. Un physiothérapeute place des électrodes sur votre peau à proximité de l'endroit où vous éprouvez de la douleur. La neurostimulation transcutanée peut soulager la douleur dans votre jambe, due à l'inflammation ou à la compression des nerfs dans votre dos, mais elle ne procure que peu de soulagement si vous souffrez d'un mal de dos chronique.

Mise en garde. Certaines méthodes de soulagement de la douleur peuvent s'avérer dangereuses si vous êtes atteint d'ostéoporose. Un massage, un traitement de chiropraxie ou quelque autre manipulation de la colonne vertébrale risquent de causer ou d'aggraver des fractures vertébrales. Avant de recourir à l'une de ces pratiques, vous devez en discuter avec votre médecin.

Chapitre 13

Sécurité à domicile

L es chutes représentent un risque grave pour les aînés, surtout ceux dont la densité osseuse est faible ou qui sont atteints d'ostéoporose. Voici quelques statistiques désolantes. Selon le *Centers for Disease Control and Prevention,* une personne de 65 ans et plus sur trois fait une chute, chaque année, aux États-Unis. Parmi les gens qui tombent, de 20% à 30% subissent des blessures de moyennes à graves, susceptibles de réduire leur mobilité et leur autonomie. Au moins 95% de toutes les fractures de la hanche sont la conséquence d'une chute. De plus, saviez-vous que chez les gens âgés de 65 ans et plus, la moitié de ces chutes se produisent à l'intérieur même de leur domicile? Il est donc logique qu'une partie de tout plan d'action soit axée sur la réduction des risques de chutes. En aménageant votre environnement domestique et votre espace de travail de façon sécuritaire, vous pourrez vous déplacer et vaquer à vos occupations quotidiennes sans danger.

Vous aurez peut-être aussi l'occasion d'utiliser ce qu'on appelle des aides de locomotion. Ces articles ou accessoires aident à exécuter les tâches quotidiennes de façon sécuritaire et avec un minimum de tension. Les cannes et les déambulateurs procurent du soutien et permettent de maintenir l'équilibre lorsque vous vous déplacez. D'autres aides de locomotion éliminent les gestes dangereux susceptibles de provoquer une fracture, par exemple étirer les bras au-dessus de la tête pour essayer de saisir quelque chose sur une tablette élevée ou se pencher vers l'avant pour ramasser un objet au sol.

Si vous êtes comme la majorité des gens, vous désirez probablement conserver votre autonomie, notamment habiter votre propre maison, conserver votre rythme de vie et planifier vos activités comme tout le monde. Pour parvenir à le faire le plus longtemps possible dans des conditions raisonnables, vous devez adopter des mesures préventives. Le présent chapitre s'attarde aux mesures pratiques susceptibles de vous aider à prévenir les fractures, à demeurer actif et à conserver le style de vie qui vous plaît.

La sécurité à l'intérieur de la maison

Il est assez ironique de constater que votre domicile, soit votre sanctuaire privé, votre nid douillet, se situe selon les statistiques comme l'un des endroits les plus dangereux où vous puissiez vous trouver. Cependant, il est bon de rappeler que dans toute maison, vous êtes régulièrement en contact avec l'électricité, des sources de chaleur, de l'eau, des surfaces glissantes, des escaliers et d'autres éléments susceptibles de représenter un danger pour votre intégrité physique. De plus, beaucoup de gens, surtout les aînés passent la majeure partie de la journée à l'intérieur de leur maison.

Voilà pourquoi il est important d'inspecter votre maison et de l'aménager en fonction de votre sécurité. Prenez note de tous les éléments ou accessoires susceptibles de vous faire perdre l'équilibre : escalier, tapis, cordons électriques, tabourets et les aires de la maison où il peut y avoir des surfaces glissantes. La cuisine et la salle de bain constituent souvent les aires les plus dangereuses d'une maison. Identifiez aussi les endroits les plus passants qui comportent plusieurs risques.

Lorsque vous passez en revue les éléments de risques présents dans votre domicile, gardez en tête les principes généraux suivants : maintenez les couloirs dégagés, employez un éclairage adéquat, procurez-vous des chaises sécuritaires et aménagez vos espaces de travail.

Maintenez les couloirs dégagés

À vrai dire, vous devez surveiller votre équilibre dans toutes les aires de la maison. Toutefois, soyez particulièrement prudent dans les passages principaux à l'intérieur des chambres et entre les pièces et les corridors. Retirez les objets encombrants pour garder ces aires dégagées. Méfiez-vous des espaces étroits et des virages sans visibilité où vous êtes susceptible de vous frapper sur des meubles ou d'entrer en collision avec quelqu'un. Évitez les tapis relevés, les tuiles déchirées ou déformées, les seuils de porte surélevés et les traverses au bas des cadres de porte dans lesquelles vous pourriez accrocher vos talons et vous faire trébucher.

Adoptez des mesures pour prévenir les chutes

Voici quelques transformations utiles et sensées que vous pouvez apporter à l'intérieur de votre domicile afin de prévenir les chutes :

- Maintenez les pièces libres de tout encombrement, particulièrement les planchers.
- Retirez les cordons électriques et téléphoniques qui risquent de vous faire tomber.
- Évitez de marcher en chaussettes, en bas ou avec des pantoufles en peluche. Optez pour des chaussures à talons plats munies de semelles antidérapantes.
- Assurez-vous que les tapis soient munis d'un endos antidérapant ou qu'ils soient cloués au plancher. Débarrassez-vous des carpettes.
- Placez un appareil téléphonique et une lampe de poche près de votre lit.
- Assurez-vous que les escaliers soient bien éclairés et qu'ils disposent de mains courantes des deux côtés. Couvrez les marches avec un tapis à tissage serré ou un matériau antidérapant.
- Installez des barres d'appui sur les murs de la salle de bain à proximité de la baignoire, de la douche et du cabinet de toilette. Utilisez un matelas en caoutchouc dans la baignoire et dans la douche.
- Utilisez une veilleuse dans la salle de bain.
- Ajoutez un plafonnier, de façon à ne pas avoir à marcher dans une pièce obscure pour allumer une lampe.

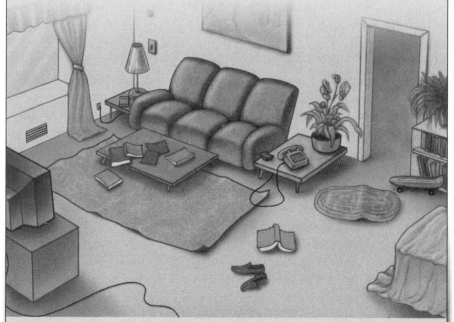

Il y a au moins 13 éléments de risque susceptibles de provoquer des chutes dans cette illustration. Pouvez-vous les identifier ?

Réponses en page 189.

Utilisez un éclairage adéquat

Une bonne vision est l'un des meilleurs outils qui soit pour prévenir les chutes. La façon la plus simple et pratique d'améliorer la sécurité visuelle dans votre résidence consiste à augmenter l'éclairage. Prévoyez ajouter plus d'une ou deux lampes additionnelles. Commencez par augmenter le wattage des lampes que vous employez couramment. Toutefois, assurez-vous de ne pas dépasser la puissance recommandée par les fabricants pour chacun des appareils, laquelle est indiquée sur cet appareil.

Envisagez une combinaison d'éclairages incandescent, fluorescent et halogène. Les ampoules fluorescentes produisent généralement moins d'ombre. Les lampes incandescentes procurent un contraste plus important et l'éclairage halogène est perçu comme étant le plus près des rayons solaires. N'oubliez pas non plus qu'une trop grande luminosité mal employée peut produire un reflet aveuglant.

Les endroits qui pourraient avoir le plus besoin d'un meilleur éclairage sont les escaliers, les corridors, les placards, les hangars, la salle de lavage, le garage et les aires où il y a des variations dans la hauteur du plancher, par exemple un salon en contrebas.

Demandez à un électricien d'ajouter des interrupteurs muraux à trois ou quatre voies dans les pièces que vous utilisez le plus. Ceux-ci vous permettront de contrôler les lumières à partir de plus d'un endroit, ce qui vous évitera d'avoir à vous déplacer dans une pièce sombre. La technologie des interrupteurs télécommandés s'est grandement améliorée, de même que le coût de ces interrupteurs de sécurité.

Votre équilibre n'est peut-être aussi bon dans l'obscurité qu'à la lumière du jour. Installez des veilleuses dans les principaux passages de la maison. Elles sont fort utiles pour éclairer les déplacements nocturnes vers la salle de bain et la cuisine. Assurez-vous de vérifier si vous employez les ampoules les plus puissantes permises pour l'éclairage en plongée. L'installation d'un éclairage fluorescent sous les armoires de cuisine aide à éclairer les espaces de travail.

Utilisez des chaises sécuritaires

Maintenez vos meubles, surtout les chaises, les divans et autres endroits pour s'asseoir, en bon état. Les chaises doivent être bien soutenues et non sujettes à basculer. Soyez prudent avec tout meuble qui est sur roulettes ou sur billes. Prenez votre temps pour vous asseoir ou vous lever afin d'éviter les étourdissements qui provoquent des chutes.

Il est important que les meubles pour s'asseoir vous permettent de vous asseoir ou de vous lever facilement sans avoir à fournir trop d'efforts. Vous devez garder les hanches plus élevées que les genoux, surtout si vous

> **Éléments de risque de la page 187**
>
> 1. Planche à roulettes près de la porte, 2. Étagère près de la porte, 3. Carpette près de la porte, 4. Livres au sol, 5. Pantoufles au milieu de la place, 6. Cordon de l'appareil téléphonique, 7. Bords de tapis soulevés, 8. Cordon de télévision dans l'allée, 9. Table à café basse, 10. Table basse près de la porte, 11. Extrémité de nappe longue, 12. Rideau de fenêtre long, 13. Sofa profond sur lequel il est difficile de s'asseoir ou de sortir.

portez une prothèse pour la hanche, afin de prévenir la dislocation de la nouvelle articulation. Il est généralement plus facile de prendre place et de sortir des chaises et des divans aux coussins rigides dans lesquels il est plus facile d'entrer et de sortir que des chaises et des meubles bas à coussinage mou. Vous pourrez peut-être adapter les meubles déjà en place en y posant un ou deux coussins supplémentaires en mousse sur la chaise ou sous le coussin du divan.

Aménagez vos aires de travail

Gardez les articles que vous utilisez couramment à portée de la main et évitez de vous étirer pour saisir des articles sur des tablettes élevés. Si vous devez récupérer un objet qui se trouve au-dessus de vous, employez un tabouret robuste muni de marches larges et d'une rampe ou d'une aide de locomotion nommée pince à long manche. Dans la cuisine, vous pouvez limiter la pression sur votre dos en utilisant les ronds avant de votre cuisinière, si possible, afin de glisser au lieu de soulever les marmites lorsque vous les entrez et les sortez du four. Nettoyez immédiatement toute matière renversée au sol. Une exposition à l'eau trop chaude en provenance d'un robinet peut vous faire reculer subitement et risque de vous faire glisser et tomber, particulièrement dans la baignoire. Pour éviter de vous ébouillanter avec de l'eau chaude, assurez-vous que le thermostat du chauffe-eau ne soit pas réglé à une température trop élevée.

Aides de locomotion: de l'assistance à domicile

Qui n'a pas entendu la célèbre phrase «Travaillez plus intelligemment, ne vous épuisez pas»? Si vous substituez le mot vivez à travaillez, vous aurez une petite idée de l'utilité des aides de locomotion. Ces outils qui permettent de vivre plus intelligemment et plus prudemment peuvent vous aider à accomplir vos tâches quotidiennes. Quelques-uns ne sont que de simples prolongements de manches qui procurent un effet de levier supérieur, alors que d'autres sont des appareils sophistiqués, de conception ergonomique.

Les gadgets ne sont pas votre tasse de thé, direz-vous ? Cette première réaction est courante et même fort compréhensible. Cependant, avant d'associer les aides de locomotion à un gaspillage d'argent ou à la faiblesse physique, prenez le temps de penser aux nombres d'objets sur lesquels nous comptons de façon quotidienne pour nous faciliter la vie.

Ainsi, vous n'hésiterez pas à prendre place dans une auto pour une courte ballade à l'épicerie. Pourtant, une auto est une aide de locomotion. Ce véhicule vous permet de vous rendre d'un point à un autre plus rapidement et avec plus de confort que si vous y alliez à pied. Que dire de la télécommande qui vous permet de passer d'une chaîne de télévision à une autre tout en restant confortablement assis dans votre fauteuil préféré ? La télécommande est une autre aide de locomotion.

Les aides de locomotion remplissent généralement des fonctions spécifiques, et avec un peu de pratique, sont faciles à utiliser. Qu'il s'agisse de tâches que vous accomplissiez sur une base quotidienne comme mettre vos chaussures ou de façon occasionnelle, par exemple déplacer un objet lourd, ces aides vous permettent d'atteindre vos objectifs en minimisant les risques pour vos os. Les appareils qui aident à marcher comme une canne ou un déambulateur, vous permettent de mettre plus d'énergie dans la mobilité et moins dans la stabilité, de sorte que vous puissiez marcher plus loin, plus rapidement et de façon sécuritaire.

Des magasins spécialisés en fournitures médicales, des sites Web, des catalogues, le département de physiothérapie de votre hôpital et même le quincaillier du coin sont remplis d'articles et d'équipement qui nous aident à accomplir nos activités quotidiennes. L'emploi de ces outils nous permet de soulager la douleur et d'augmenter le confort, la sécurité, la confiance et les capacités, en plus de conserver notre autonomie.

Appareils pour les besoins quotidiens

Les aides de locomotion sont souvent employées pour effectuer des tâches quotidiennes simples. L'utilisation d'un outil approprié permet de faciliter presque toutes les activités que vous devez accomplir à la maison. La pince à long manche ou télescopique est l'un des outils les plus couramment utilisés et aussi l'un des plus pratiques. Cet objet est une perche légère, munie à l'une de ses extrémités d'une détente, qui manipule une pince à agripper, située à l'autre extrémité de l'outil. Une pince à long manche peut vous aider à saisir des articles légers comme un journal tombé par terre ou une télécommande posée sur la table à café, sans avoir à vous pencher vers l'avant. Il s'agit d'un outil facile à transporter et qui sert dans toutes les pièces de la maison.

Il existe plusieurs articles d'aide pour la salle de bain, notamment des barres d'appui et des sièges de douche pliants pour prévenir les glissements et des toilettes surélevées qui permettent de s'asseoir plus facilement. Vous pouvez aussi acheter des brosses à cheveux, des peignes et des éponges à long manche pour faire votre toilette sans avoir à vous pencher ou à tourner le torse.

Dans la cuisine, vous utilisez probablement déjà quelques petits appareils électriques, qu'il vous sera possible d'adapter à vos besoins. Les fabricants incluent parfois des conseils pour divers emplois de leurs appareils. Procurez-vous un ouvre-bocal qui peut être installé sous un comptoir de cuisine. Une pince à long manche, munie d'une poignée agrippante, est idéale pour accéder facilement à des objets placés sur des tablettes très hautes ou très basses.

Appareils facilitant le déplacement et la mobilité

Si vous avez subi une intervention chirurgicale de la hanche, il est probable que vous aurez besoin de soutien pour vous déplacer dans la maison, du moins pendant les mois de convalescence. Des fractures par compression multiples de la colonne vertébrale peuvent aussi faire en sorte que vous penchiez vers l'avant et il vous faudra peut-être employer une canne ou un déambulateur. Selon le *Department of Health and Human Services,* plus de 7 millions d'Américains utilisent des aides de locomotion pour pallier leurs problèmes de marche. Bien qu'à première vue, ils puissent sembler encombrants, les aides à la marche augmentent votre indépendance en vous aidant à vous déplacer par vos propres moyens.

Les aides à la marche comprennent les cannes et les déambulateurs. Chaque modèle est offert en plusieurs grandeurs, poids et motifs et il n'est pas toujours évident de sélectionner et d'utiliser correctement l'article approprié. Il est sans doute préférable de demander à votre médecin ou à votre physiothérapeute de vous recommander un accessoire qui vous convient. Cette même personne peut vous aider à déterminer le bon format et l'équipement le plus approprié, de même que la meilleure façon de vous en servir et de l'adapter à vos besoins.

Beaucoup de gens font l'erreur de choisir une canne trop longue. Cette longueur additionnelle fait en sorte de soulever un bras et une épaule, ce qui exerce une tension sur les muscles de ces régions ainsi que sur le dos. Il est normal d'être malhabile lorsqu'on utilise un nouvel équipement. Souvenez-vous de la première fois que vous avez conduit une bicyclette ou de votre première excursion de pêche. L'aisance viendra avec la pratique. Voici quelques suggestions qui vous aideront à faire des choix plus éclairés.

Cannes

Les cannes ne sont pas conçues pour porter tout le poids de votre corps. Elles assurent plutôt un soulagement et de la stabilité en vous procurant un troisième point de contact avec le sol (en plus de vos pieds). Si vous devez utiliser votre canne chaque jour, le modèle traditionnel à manche en J n'est probablement pas le plus approprié. Avec ce genre de canne, votre poids n'est pas centré sur la tige de la canne, ce qui met plus de pression sur votre main. Vous devez plutôt envisager l'achat d'une canne à col de cygne, dont la tige absorbe davantage votre poids. Il existe d'autres styles et formes de poignées sur le marché. Choisissez celle avec laquelle vous vous sentirez le plus confortable. Les cannes quadripodes, munies de quatre pattes, procurent une plus grande stabilité que les cannes munies d'un seul embout de caoutchouc, mais s'avèrent parfois encombrantes à utiliser. Une canne légère en aluminium est souvent moins pénible qu'une canne plus lourde en bois.

Pour vérifier si votre canne est de la bonne grandeur, tenez-vous debout en gardant vos souliers et en plaçant vos mains le long des côtés. L'extrémité de la poignée de votre canne doit être en ligne droite avec le creux de votre poignet. Lorsque vous tenez la canne en restant immobile, votre coude doit être fléchi à un angle de 15 à 20 degrés. Les cannes en bois doivent être taillées à la bonne hauteur. Des cannes ajustables peuvent être allongées ou raccourcies selon le besoin. Il est préférable de tenir votre

Canne de la bonne longueur

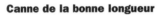
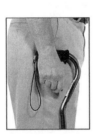

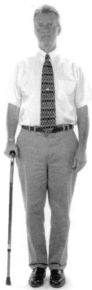

Le manche de votre canne devrait atteindre le creux de votre poignet. Lorsque vous agrippez la canne, votre coude devrait se trouver à un angle de 15 à 20 degrés.

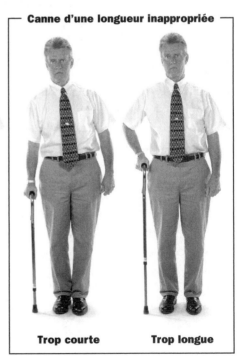

Canne d'une longueur inappropriée

Trop courte   **Trop longue**

Il est important de trouver la canne qui vous convient. Une canne qui n'est pas de la bonne hauteur peut occasionner des chutes ainsi que des douleurs aux bras et au dos.

canne dans la main du côté opposé à celui qui exige du support, sans égard à votre main dominante. La canne et la jambe concernée devraient s'élancer vers l'avant et toucher le sol en même temps. Lorsque vous montez un escalier, commencez par lever votre jambe qui est en bon état, puis soulevez l'autre jambe et la canne. Ainsi, votre jambe qui est en bon état soulève votre corps. Lorsque vous descendez un escalier, avancez d'abord votre jambe blessée et votre canne, puis abaissez votre jambe en bon état. Ceci permet à votre jambe fonctionnelle d'abaisser votre corps.

Déambulateurs

Les déambulateurs sont autoportantes et offrent plus de stabilité qu'une canne. Certains doivent être soulevées, alors que d'autres sont munies de roues et elles sont souvent équipées d'un panier ou d'un étui de transport. Les déambulateurs sont plus utiles dans les maisons à un seul niveau et ne devraient pas être employées dans les escaliers ou des endroits encombrés.

De façon générale, les déambulateurs munis de roues sont plus faciles à manœuvrer que les déambulateurs qu'il faut soulever, à moins d'avoir un tapis épais ou un sol brut. Les déambulateurs munis de roues sont particulièrement utiles si vous éprouvez des problèmes d'équilibre. Si vous devez voyager, songez à vous procurer un déambulateur pliant.

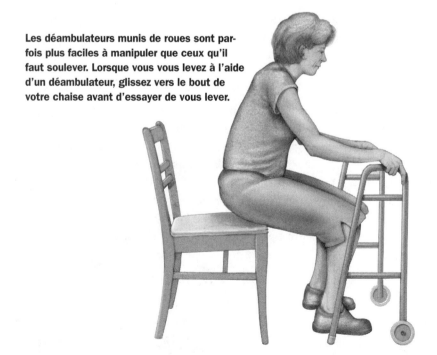

Les déambulateurs munis de roues sont parfois plus faciles à manipuler que ceux qu'il faut soulever. Lorsque vous vous levez à l'aide d'un déambulateur, glissez vers le bout de votre chaise avant d'essayer de vous lever.

Comme pour les cannes, les déambulateurs doivent être ajustés à la hauteur appropriée. Lorsque vos bras sont détendus et de chaque côté de votre corps, l'extrémité du déambulateur devrait être en ligne droite avec le creux de votre poignet. Si votre déambulateur est correctement ajusté, vous devriez pouvoir vous tenir droit lorsque vous l'utilisez.

Un déambulateur modifie votre rythme de marche habituel, vous aurez besoin d'un peu de pratique. Pour marcher, déplacez le déambulateur à un bras de distance de vous. Ne le déplacez pas trop loin vers l'avant, sinon vous risquez de tomber, puis appuyez-vous sur le déambulateur en commençant par votre jambe faible ou blessée. N'essayez pas de monter des escaliers ou d'utiliser un escalier roulant avec un déambulateur, à moins d'avoir suivi un entraînement spécifique.

Embouts et poignées

Pour tout accessoire d'aide de marche (à la mobilité), il est généralement plus facile de tenir une poignée profilée pendant de longues périodes qu'une poignée arrondie. Mettez de la mousse autour d'une poignée qui semble trop petite.

Les embouts des aides de marche sont offerts en divers styles et grandeurs. Leur traction au sol constitue le facteur le plus important. Le caoutchouc est un matériau utilisé couramment parce qu'il est antidérapant et peut être remplacé facilement lorsqu'il est usé. Les embouts plats et souples offrent une meilleure prise au sol et sont plus sécuritaires que les embouts arrondis. Ne mettez jamais de colle sur des embouts de cannes. Vous devez les remplacer lorsqu'ils sont usés. On trouve des embouts de remplacement dans la plupart des pharmacies et dans certaines quincailleries.

Prenez votre temps

Si vous devez utiliser une aide à la marche pendant un certain temps, prenez le temps de choisir un article qui vous convient. Vous trouverez ce type d'équipement dans des magasins de fournitures médicales et dans certaines pharmacies. Vous pouvez également les commander au moyen de catalogues spéciaux ou en ligne.

En ce qui a trait au prix, les modèles les plus chers n'offrent pas nécessairement un meilleur support que les plus économiques. Votre régime d'assurance-maladie ou votre compagnie d'assurance pourrait couvrir une partie ou tous les frais liés au coût de votre aide de marche si votre médecin vous a remis une prescription écrite.

Ayez l'esprit ouvert

Les aides de locomotion ne peuvent faire tout le travail. Vous ne pouvez compter sur un seul accessoire pour régler tous vos problèmes associés à l'ostéoporose ou vous assurer une autonomie complète. Cependant, les aides de locomotion peuvent jouer un rôle crucial. Il n'est pas rare d'entendre des gens dire à quel point leur existence est facilitée par ces aides de locomotion, une fois qu'ils ont commencé à les utiliser. Pour conserver votre autonomie, gardez l'esprit ouvert quant à vos limites physiques, soyez réalistes quant à vos capacités et vos incapacités et les outils susceptibles de vous aider à surmonter ou à réduire ces limitations.

Le fait d'utiliser ou non des aides de locomotion dépend de vous et de votre médecin ou de votre ergothérapeute. Quelques-uns des outils décrits dans ce chapitre peuvent vous servir ou ne pas vous convenir. Pour une évaluation plus personnalisée, communiquez avec un ergothérapeute. Les ergothérapeutes se spécialisent dans l'assistance des personnes qui sont aux prises, de façon quotidienne, avec les conséquences de la maladie, d'une blessure ou de la vieillisse. Un thérapeute peut vous rencontrer individuellement et vous faire des recommandations en fonction de vos besoins spécifiques. Vous pouvez vous procurer des aides de locomotion dans le département de physiothérapie d'un hôpital, dans des magasins de fournitures médicales, des catalogues spécialisés ou des sites Internet et même des quincailleries.

L'importance de l'attitude

Toute cette information concernant les équipements de prévention et les mouvements sécuritaires vous donneront peut-être l'impression que votre vie a changé et non pour le mieux. Qu'est-il advenu de cette époque où vous vous déplaciez librement et faisiez tout ce que vous vouliez sans vous inquiéter ? Bien que cette affirmation puisse ressembler à un cliché, elle n'en est pas moins véridique : paradoxalement, le changement est l'une des choses les plus constantes de l'existence et votre capacité à accepter les changements peut exercer une influence marquée sur votre qualité de vie.

Votre attitude face à l'ostéoporose et les modifications que vous devrez apporter à votre style de vie constituent une différence énorme quant à votre degré éventuel d'autonomie ou de dépendance. Ainsi, si vous percevez votre canne comme un signe de faiblesse et de détérioration corporelle, vous aurez tendance à ne pas l'employer et vous finirez par tomber et vous briser une hanche. Cependant, si vous voyez votre canne comme un symbole de liberté et d'autonomie, elle vous sera d'une grande utilité et vous profiterez du soutien et de la stabilité qu'elle vous procure en plus d'apprécier le fait de pouvoir vous déplacer sans avoir à demander l'aide de personne.

Se prendre en mains

Il n'est jamais trop tard pour essayer de maintenir ou d'améliorer la santé de ses os. Ce guide traite des diverses méthodes pour y parvenir. Un plan d'action bien organisé et adapté à vos besoins vous permettra de bénéficier d'un régime alimentaire sain, d'exercices, de médicaments, d'une bonne posture et d'un environnement sécuritaire à la maison et au travail. Le soutien que vous recevrez de votre médecin ou d'autres professionnels de santé ainsi que de votre famille et de vos amis est aussi important que tous les éléments mentionnés précédemment. Tous ces facteurs combinés peuvent vous donner les moyens de prévenir ou de traiter l'ostéoporose et de continuer à mener une vie active.

Index